MARÍA CONTRERAS CHICOTE

SEXO ¿Y AHORA QUÉ?

TU CUERPO, TUS EMOCIONES Y TÚ

NUBE DE TINTA

Papel certificado por el Forest Stewardship Council®

MIXTO
Papel | Apoyando la
silvicultura responsable
FSC® C117695
www.fsc.org

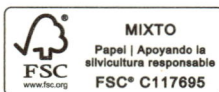

Penguin
Random House
Grupo Editorial

Primera edición: noviembre de 2024

© 2024, María Contreras Chicote
© 2024, Penguin Random House Grupo Editorial, S. A. U.
Travessera de Gràcia, 47-49. 08021 Barcelona
Ilustraciones de iStock Photo/Shutterstock

Printed in Spain – Impreso en España

ISBN: 978-84-19514-19-6
Depósito legal: B-14.510-2024

Compuesto por Miguel Ángel Mazón Studio
Impreso en Huertas Industrias Gráficas, S. A.
Fuenlabrada (Madrid)

NT 14196

MARÍA CONTRERAS CHICOTE

SEXO
¿Y AHORA QUÉ?

TU CUERPO,
TUS EMOCIONES Y TÚ

NUBE **DE TINTA**

A mi familia, mi marido y mis hijos,
y a todo el equipo de Dale Una Vuelta

CAPÍTULO 1

EL CRUCERO DE LA SEXUALIDAD

¡Hola, y bienvenido/a a este fantástico libro en el que vamos a hablar sobre un tema que es muy importante para todo el mundo! Se trata de...

LA SEXUALIDAD.

En estas páginas aprenderás algunos conocimientos relacionados con esta palabra. ¿Alguna vez la has oído? Seguro que los más mayores sí, a algunos les sonará porque la habrán escuchado en casa o en el colegio y otros quizá nunca la hayan oído. Vamos a ver en qué consiste...

La sexualidad no es algo que tenemos, sino algo que somos. Como hemos dicho al principio, es muy importante para las personas y está presente en nosotros a lo largo de tooooodaaa nuestra vida, desde que somos bebés hasta que nos hacemos mayores.
La sexualidad es la forma en que cada persona se expresa, se comunica, siente, ama y piensa a través de su cuerpo. Explicado

de esta forma, entenderlo resulta un poco complicado, ¿no te parece? ¡Vamos a utilizar una metáfora para que lo comprendas mejor!

Imaginemos que la sexualidad es como un barco. Pero no un barco cualquiera, no es un velero, tampoco una canoa o una barca. **La sexualidad es como un barco crucero.** ¿Alguna vez has visto uno? Son barcos muy grandes en los que te puedes encontrar de todo: restaurantes, piscinas, teatros, cines, parques... ¡Un montón de cosas para pasártelo superbién!

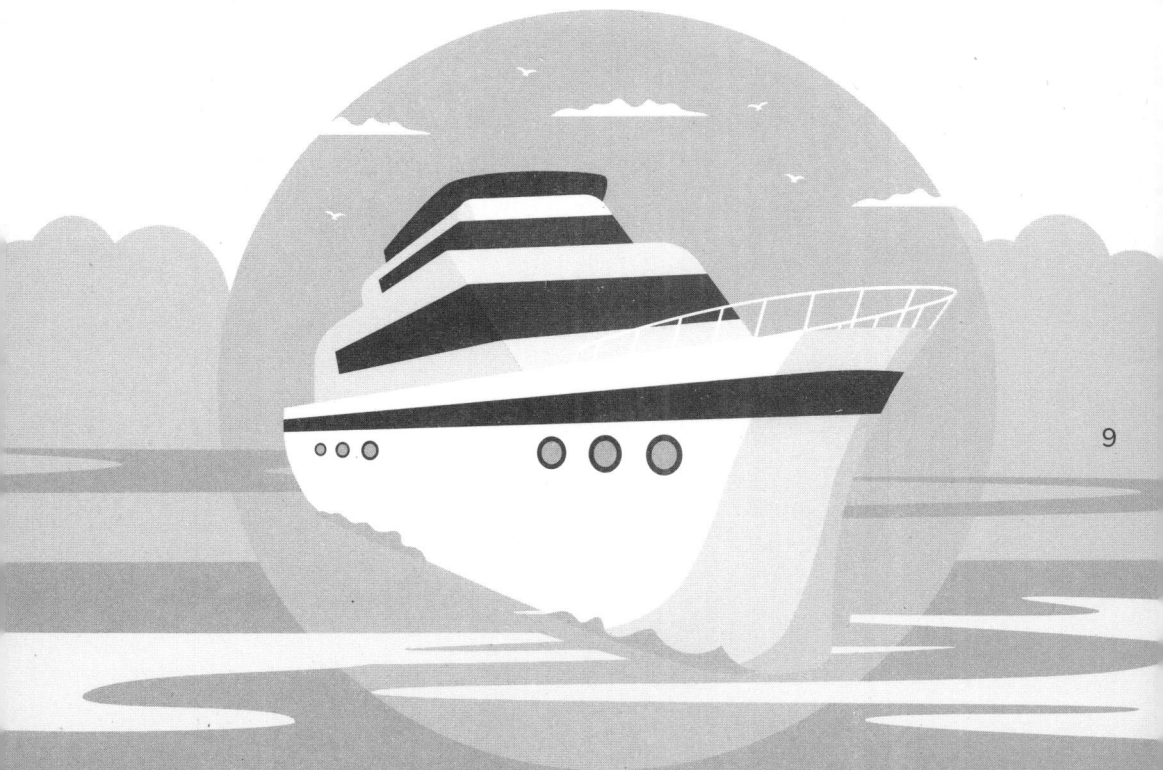

Además, cuando vas de vacaciones en un crucero, aparte de divertirte dentro del barco, puedes visitar un montón de países diferentes que tienen playas. ¡Solo tiene cosas buenas!

Pero ¿te has parado a pensar en cómo funcionan estos barcos tan descomunales? Para que un crucero pueda navegar durante horas en el mar, se necesitan diferentes personas que lo hagan funcionar y navegar. Estos son los cuatro profesionales más importantes de un barco crucero, que ayudarán a que todo marche de maravilla y así los pasajeros se lo puedan pasar GENIAL:

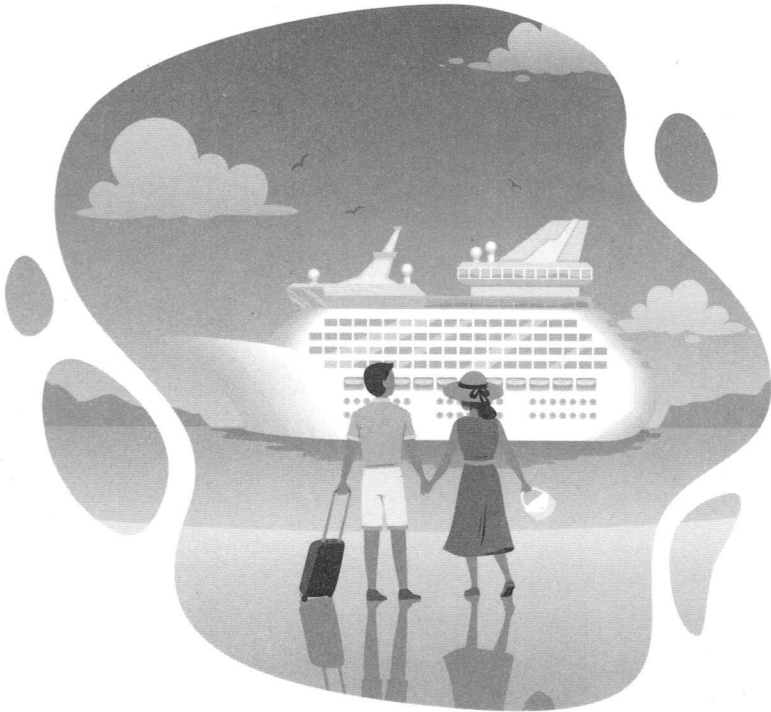

1 **El capitán.** Es el jefe del barco y se dedica a dar órdenes a todos los miembros de la tripulación. También el capitán supervisa que todo funcione en el crucero. Se encarga de que haya seguridad, de que los pasajeros estén bien atendidos y de supervisar el correcto funcionamiento del barco. Para que lo entiendas... Igual que en tu cole hay un director que se dedica a controlar parar que todo marche bien en el colegio, en el barco crucero el capitán cumple la misma función.

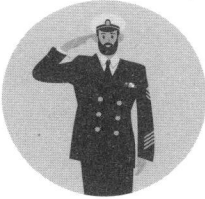

2 **El timonel.** Como todo el mundo sabe, los barcos tienen timón. El timón es como el volante del coche, por lo que es una pieza fundamental. Gracias a él se controlan la dirección y el rumbo del barco. Igual que en el avión los pilotos se ocupan de volar y dirigir el avión, el timonel es la persona que se encarga de la navegación del barco y hace posible que los viajeros lleguen al destino que desean.

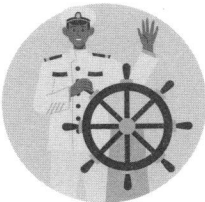

3 **El jefe y los oficiales de máquinas.** En un crucero, la parte interna del barco está llena de máquinas que le permiten navegar. Existe una sala enorme donde se encuentra toooooooda la maquinaria para que el crucero funcione. En esta sala hay trabajadores que se dedican a comprobar que las máquinas funcionen, vigilan que no se averíen y, en caso de que se estropeen, las arreglan.

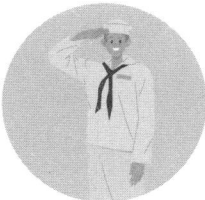

¡Imagínate que una o varias máquinas se estropearan, el barco podría dejar de navegar e iría a la deriva!

(4) El personal de servicio. Son las personas que se dedican a que todos los pasajeros estén bien atendidos y puedan pasárselo pipa. Son, por ejemplo, el cocinero y los camareros de los restaurantes, el médico que te atiende si enfermas o te haces una herida, las personas que limpian el barco para que no lo encuentres sucio o los monitores de animación que te entretienen con canciones, juegos, manualidades y bailes.

¡Todas las personas que acabamos de nombrar son fundamentales para que el crucero no se hunda y los pasajeros tengan una experiencia inolvidable!

A partir de ahora, vamos a considerar la sexualidad como ese barco crucero tan divertido en el que te encantaría viajar en algún momento de tu vida, ¿verdad?

Como hemos visto, en estos barcos tan divertidos todo el mundo ha de coordinarse para que la travesía sea agradable y los pasajeros lleguen al destino deseado. Imagínate, hay cruceros por el mar Mediterráneo, por las Canarias, por el Caribe...

¡MUY GUAY!

La sexualidad es el crucero que se ha ideado para que las personas se diviertan, se relajen y pasen tiempo con los seres queridos que los acompañan. A través de la sexualidad podemos disfrutar y alcanzar un mayor bienestar, sin sentir miedo, tristeza, angustia o culpa en el día a día, y también podemos comunicarnos y acercarnos a los demás.

Entendido...

¿Y AHORA QUÉ?

Ya sabemos que en el crucero existen cuatro tipos de personas que forman parte de la tripulación: el capitán, el timonel, el personal de máquinas y el personal de servicio. Todos son fundamentales y deben comunicarse y coordinarse, nadie puede ir por libre porque se desataría el caos.

Por ejemplo... Imagínate que... El capitán se da cuenta de que el barco no va a la velocidad adecuada para llegar a su destino a tiempo y no puede preguntar a los que están en la sala de máquinas si ha fallado algo. O, por ejemplo, que un pasajero se ha hecho una herida en la piscina y no hay nadie de seguridad o médicos para atenderlo. El viaje ya no sería tan idílico, ¿a que no?

A partir de ahora, consideraremos a la sexualidad como ese barco crucero tan divertido en el que te encantaría viajar en algún momento de tu vida. Lo llamaremos «**El crucero de la sexualidad**», en el que también hay miembros de la «**tripulación de la sexualidad**» que son MUY IMPORTANTES para vivir una sexualidad sana. Estos son:

El capitán del crucero de la sexualidad: LA BIOLOGÍA.

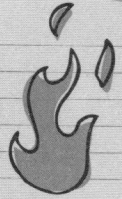

¿Te suena de clase esta palabra? ¡Seguro que sí! Profundicemos y veamos qué tiene que ver la biología con la sexualidad.

En el crucero de la sexualidad, como ya hemos dicho, el capitán es la biología. Esta palabra se relaciona con dos aspectos muy importantes de la sexualidad: los órganos sexuales y el cerebro. Los órganos sexuales: la vagina y el pene, que son las partes del cuerpo que nos diferencian a nivel biológico del otro sexo.

Y por otro lado, el órgano sexual más importante: el cerebro. ¿A que no lo sabías? Desde la cabeza, el cerebro se comunica con las otras partes de nuestro cuerpo a través de unas sustancias químicas que se llaman «neurotransmisores» y «hormonas». El cerebro organiza esas sustancias para que nuestro cuerpo funcione. ¡Sin el cerebro no podríamos hacer nada! Y en la sexualidad, es el capitán, ¡él es el que manda!

El timonel del crucero de la sexualidad: HABILIDADES SOCIALES Y AUTOESTIMA.

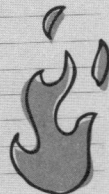

¿Te suenan estas dos palabras? Quizá las hayas oído alguna vez. Con el timón de la sexualidad, podemos redirigir nuestro cuerpo hacia el destino que queramos. ¡Igual que los barcos que se dirigen al destino elegido, por ejemplo, a una isla! En el crucero de la sexualidad, el timón también nos ayuda a llegar a nuestro destino, que habitualmente se traduce en la relación con las personas. ¡Puede que en un futuro te enamores de esas personas! ¡O que te parezcan guapos/as! ¡O que sean con quienes estás muy a gusto por lo bien que te lo pasas con ellos/as!

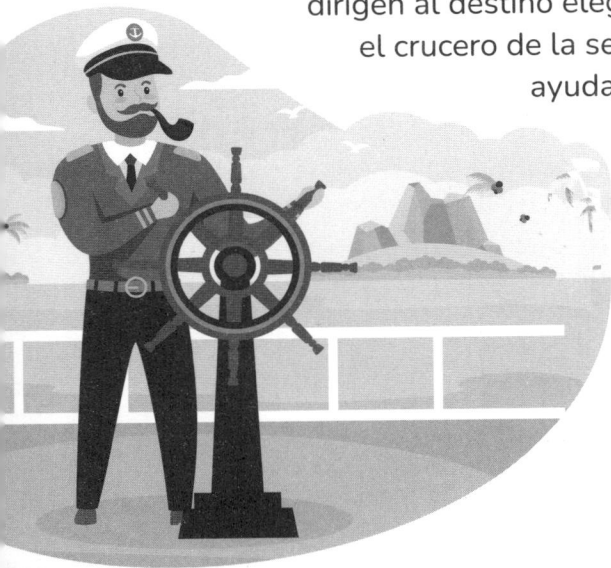

Y para poder acercarte a ellos/as, es necesario contar con **habilidades sociales**. ¿Sabes qué son? Son las herramientas que nos ayudan a comunicarnos con los demás.

Asimismo, en el timonel de la sexualidad, es muy necesaria una buena **autoestima**. Se trata de cómo te ves a ti mismo/a, si te gustas y te aceptas tal como eres. Para que ese timonel sea fuerte y pueda dirigirse seguro al destino, es muuuy importante que te quieras.

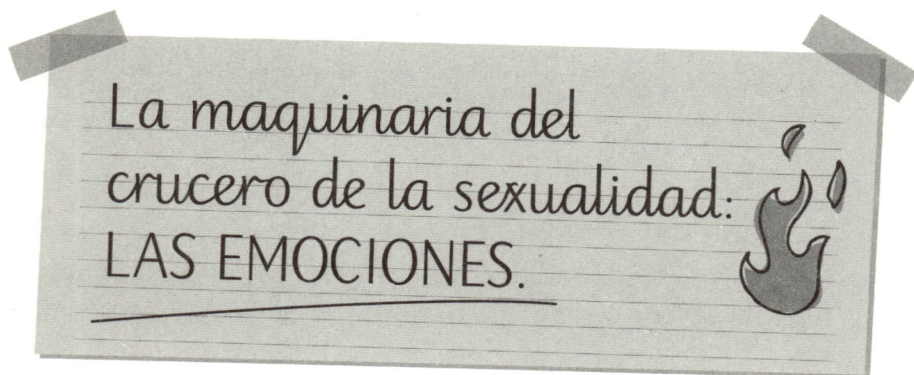

La maquinaria del crucero de la sexualidad: LAS EMOCIONES.

¿Alguna vez te has parado a pensar qué es lo que sientes? Miedo, alegría, tristeza, aburrimiento, enfado... ¡Hay muchísimas emociones!, y es importante saber cómo nos sentimos para entender nuestro comportamiento.

Las **emociones** forman parte de la maquinaria para ayudar al timón a dirigirse a un destino seguro, y debe haber una buena conexión entre la maquinaria y el timón para que este gire de forma adecuada. Igual que en el crucero hay una sala de máquinas, en las personas esa maquinaria se encuentra en nuestro **corazón**.

Además, las emociones siempre tienen mensajes y nos avisan de cosas. Vamos a hacer un ejercicio. Piensa qué haces cada vez que estás enfadado/a con tu hermano/a o estás triste porque has discutido con un amigo/a, ¿has pensado en cómo has actuado? Quizá cuando sientes enfado gritas e intentas molestar a tu hermano/a, o cuando estás triste sientes que hablas menos y tienes ganas de llorar. En la sexualidad, las emociones también nos afectan y tienen algo que decir. Las emociones pueden llevarnos a actuar de ciertas maneras que no nos resulten sanas, como, por ejemplo, ver contenido sexual que no es adecuado para niños. ¡Ya lo veremos en el tercer y cuarto capítulo!

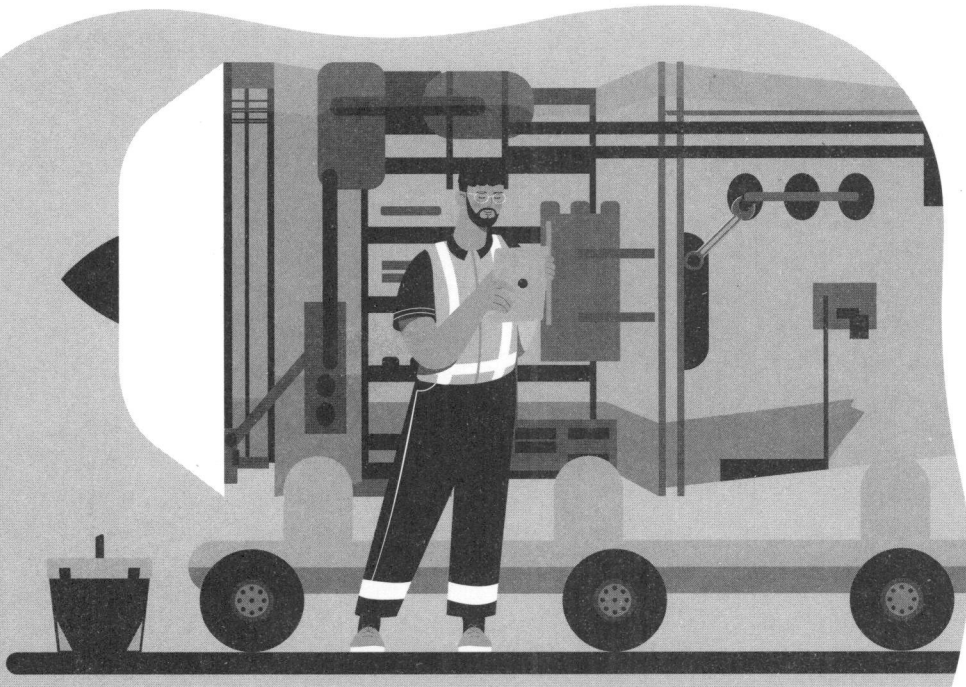

El personal de servicio en el crucero de la sexualidad.

La educación sexual:
DISPOSITIVOS ELECTRÓNICOS vs. PADRES/ MADRES/TUTORES/PROFESORES/MONITORES.

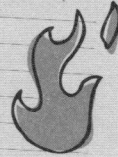

¿Recuerdas que al comienzo del capítulo decíamos que en el crucero hay personas que se encargan de que estemos bien y de que disfrutemos del viaje? Son aquellas que te rodean en esa experiencia. Su objetivo es que te entretengas, ¡y te lo pases genial!

En el crucero de la sexualidad puedes encontrar servicios que te rodean y te ofrecen entretenimiento. ¡Vamos a concretarlo! Hoy en día nos entretenemos y divertimos mucho con las pantallas. El móvil, la tableta, el ordenador... En sí no son objetos «malos», pero a través de ellos puedes aprender mucho sobre sexo.

Aunque sucede una cosa... Cabe la posibilidad de que lo que aprendas no sea real y te resulte dañino. ¡Es muy importante que conozcas esos riesgos y cómo pueden afectarte!

Te animo a que mires alrededor. Fíjate en esas personas que te pueden ayudar a vivir una sexualidad sana. Tu padre, madre, tutor/a, monitores, profesores... ¡Ellos son ese personal de servicio que quiere que vivas en un crucero de la sexualidad donde te diviertas y que sea sano y seguro para ti!

En definitiva, para que el crucero de la sexualidad navegue sin dificultades por el mar de la vida, es importante que escuchemos a cada uno de los tripulantes. De esta forma será más fácil gozar de una buena salud sexual. Pero... ¿qué quiere decir esto? Una buena salud sexual es una sexualidad que te haga feliz y te haga estar alegre. Que te permita acercarte a las personas y puedas alcanzar un bienestar psicológico, lejos de la tristeza, el miedo, la culpa o la vergüenza.

¡Recuerda que, para conseguirlo,

todos los miembros de la tripulación tienen que estar coordinados y hablar entre ellos!

Antes de profundizar en la lectura de este apasionante libro, os recomiendo que todas las dudas o inquietudes que os surjan podáis compartirlo con un adulto de confianza, una persona que os pueda acompañar en la interpretación de este libro.

¡EMPEZAMOS!

CAPÍTULO 2

MI PARTE BIOLÓGICA.
EL CAPITÁN

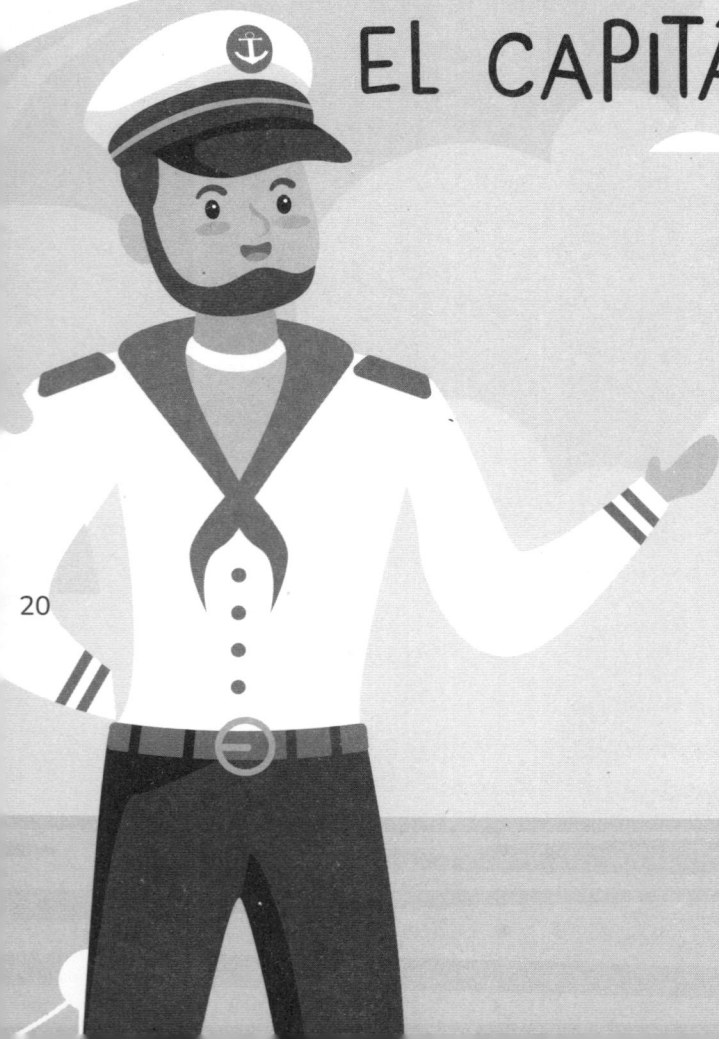

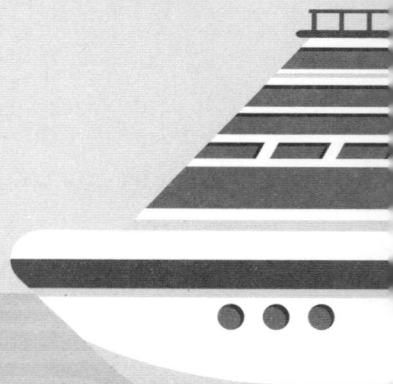

20

Tras leer en el primer capítulo en qué consiste el crucero de la sexualidad y los diferentes tripulantes de ese barco, ahora nos toca profundizar y conocer quién es... ¡El capitán!

¿Te acuerdas de quién era el capitán del barco de la sexualidad? Te doy unos segundos para que lo pienses (¡no hagas trampa volviendo al capítulo anterior, piensa!). Tic, tac, tic, tac...

¡EL CAPITÁN ES LA PARTE BIOLÓGICA DE NUESTRO CUERPO!

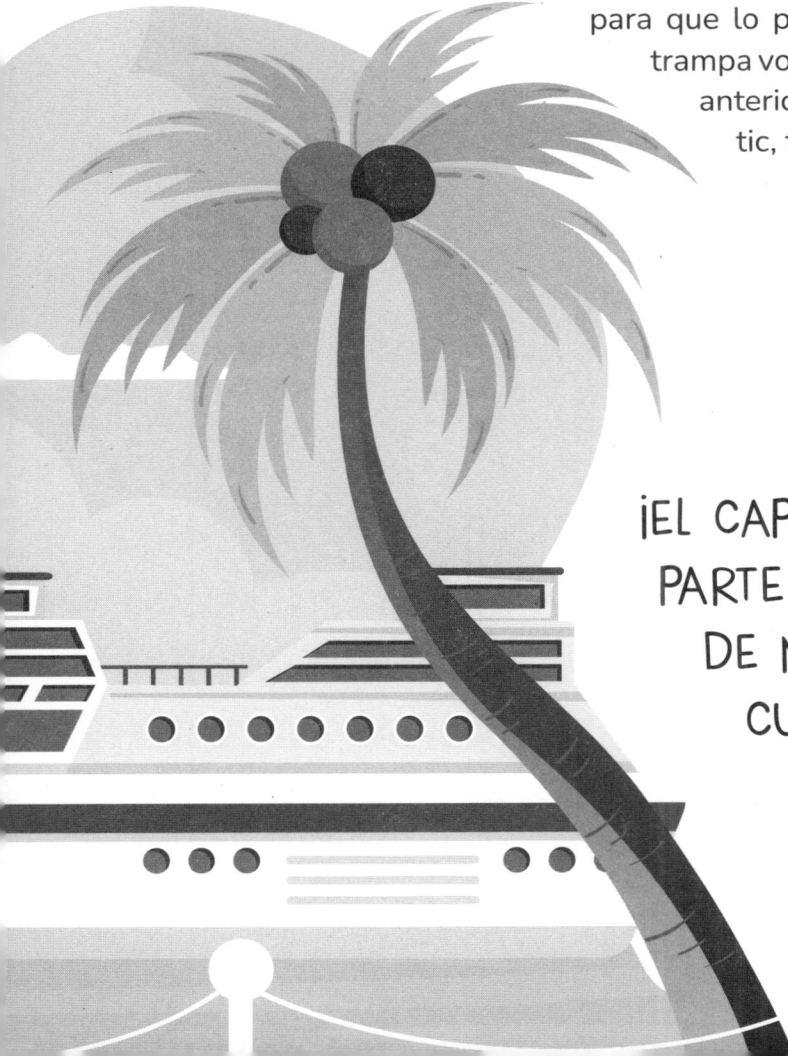

Y ¿qué quiere decir «biología» en la sexualidad? Si vamos al diccionario de la Real Academia Española, la palabra «Biología» se refiere a:

«CIENCIA QUE TRATA DE LOS SERES VIVOS CONSIDERANDO SU ESTRUCTURA, FUNCIONAMIENTO, EVOLUCIÓN, DISTRIBUCIÓN Y RELACIONES.».

Si lo relacionamos con la sexualidad, la biología es esa parte de nosotros que se refiere al cuerpo, a cómo es su estructura y a cómo funciona.

¡ASÍ QUE VAMOS A CENTRARNOS AHORA EN LA PARTE FÍSICA DE NUESTRO CUERPO! SIN ESTA PARTE NO PODRÍAMOS VIVIR NUESTRA SEXUALIDAD. ¡ES MUY IMPORTANTE QUE LA CONOZCAS!

Para empezar, quiero que te hagas la siguiente pregunta: «¿Cuál es el órgano sexual más importante?». Te concedo de nuevo unos segundos... ¡Tiempo! ¿Ya lo tienes? Seguramente hayas contestado que es el pene o la vulva. ¿Me equivoco? Es la respuesta que nos sale con mayor facilidad cuando se nos pregunta esto, pero estamos equivocados, porque...

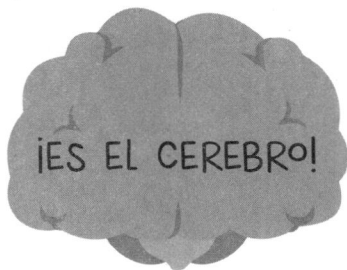

¡ES EL CEREBRO!

¿Lo sabías? En la sexualidad, el cerebro es el gran capitán del crucero de la sexualidad.

Antes de explicar la función del cerebro en nuestra sexualidad, vamos a hacer un recorrido de cómo es nuestro cuerpo y veremos las diferencias que hay entre los chicos y las chicas. Puede que ya conozcas esta parte, por lo que no nos vamos a detener mucho en este tema.

23

En primer lugar, observaremos cómo es el cuerpo de las chicas y los chicos, y lo llamaremos «esquema corporal». En este dibujo vemos las partes de una chica y de un chico de tu edad.

¿Cuál es la principal diferencia entre el cuerpo de las chicas y de los chicos? ¡Los órganos sexuales!

En las chicas, el órgano sexual se divide en dos: órganos sexuales externos e internos.

Los **órganos sexuales externos** se encuentran fuera y son visibles. Están formados por:

Los labios genitales. Hay dos tipos: los labios mayores y los labios menores. Sirven para proteger la vagina del exterior, de virus y bacterias y evitar infecciones en la vagina y así protegerla. También tienen la función de mantener limpia la vulva a través de un «líquido», denominado «flujo vaginal».

Los orificios. En la vagina existen dos agujeritos. Uno es la uretra y el otro la abertura vaginal. Esta palabra suena un poco rara, ¿verdad? ¡Veamos para qué sirven! Por un lado, a través de la uretra las chicas hacen pis. Por otro lado, a través del segundo orificio, que es la abertura vaginal, fluye la sangre de la menstruación (esta palabra la explicaremos más adelante), y también es por donde se introduce el pene del hombre en una relación sexual intravaginal, entre un hombre y una mujer. Además, es la abertura por donde nacen los bebés.

El clítoris. Es una parte de la vulva que tiene forma como de un... ¡Guisante! La función que tiene es que la chica sienta placer y satisfacción, y así pueda pasárselo bien.

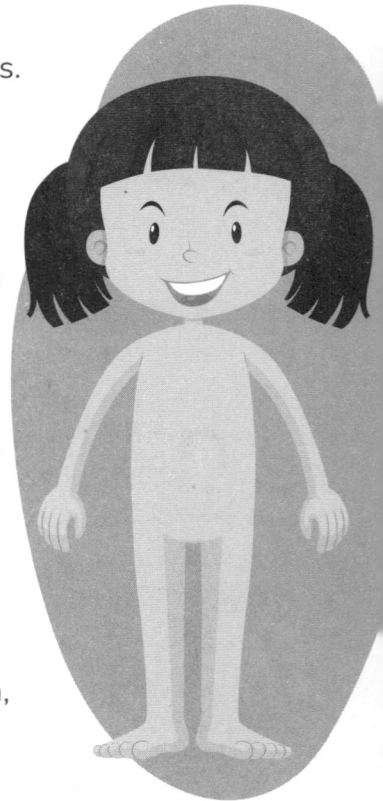

Los **órganos sexuales internos** se encuentran en el interior del cuerpo y están formados por:

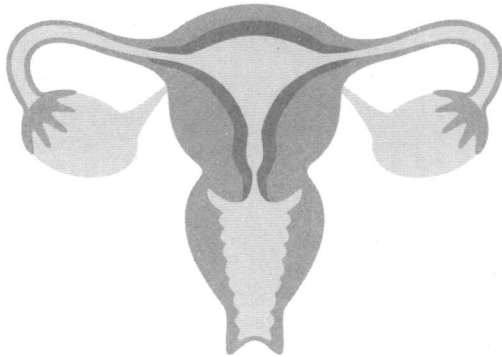

El útero. Es un órgano cuya forma te puede recordar a la de una pera. Aquí es donde se desarrolla el bebé cuando está dentro de la tripa de su madre.

Las trompas de Falopio. Se parecen a dos caminos que unen el útero con los ovarios. Están recubiertos de «pelitos» que ayudan al óvulo a llegar hasta el útero. Pero... ¿qué es el óvulo?, lo vemos a continuación.

Los ovarios. Son dos órganos pequeños encargados de producir los óvulos: los óvulos son las células sexuales exclusivas de las mujeres. Los ovarios liberan un óvulo cada 28 días (más o menos; depende del ciclo de cada mujer), y este óvulo es la célula que permite a las mujeres ser mamás, pero solo cuando se une con las células de los hombres, que son los espermatozoides. El óvulo vive 24 horas, y si no se encuentra con el espermatozoide en las trompas de Falopio, el óvulo llega al útero y se produce la regla.

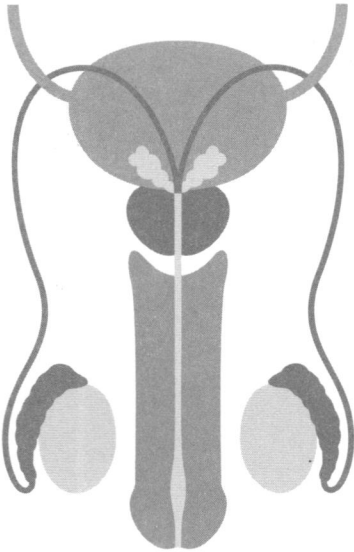

En los chicos, igual que en las chicas, el órgano sexual está formado principalmente por dos estructuras: la externa y la interna.

El órgano sexual masculino externo está formado por:

El pene. Es alargado y tiene forma de tubo. Es un músculo y consta de dos partes:

El glande. Es la «cabeza» del pene. En él se encuentra la abertura por donde los chicos hacen pis y por donde sale el líquido seminal y el esperma.

El cuerpo. Conecta la cabeza del pene con el cuerpo.

El órgano sexual masculino interno está formado por:

Los testículos. Aunque haya una parte de los testículos que se encuentre en el exterior del cuerpo, la mayor parte está en el interior. Son dos y tienen forma de pelota. Están recubiertos por una piel que se llama «escroto». Se encargan

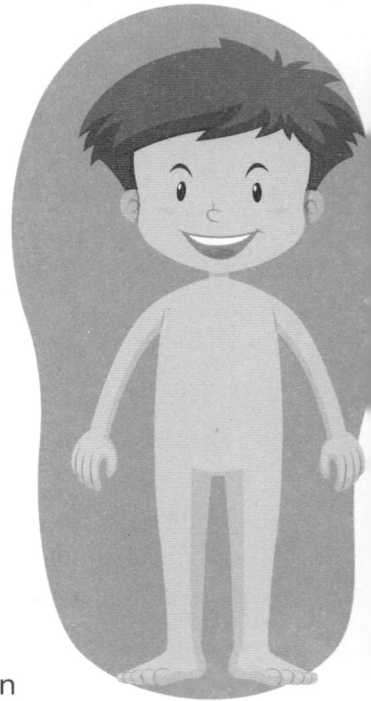

de producir los espermatozoides. ¿Recuerdas que lo hemos visto antes? Los espermatozoides son las células sexuales exclusivas de los chicos y cuando uno de ellos se encuentra con el óvulo, se produce la fecundación.

Hablando de **fecundación**, ¿has oído alguna vez esta palabra? Es la unión del óvulo con el espermatozoide para que en unos meses... ¡¡¡Se convierta en bebé!!! En el proceso de la fecundación, el hombre libera millones de espermatozoides y solo el mejor y el más rápido llega al óvulo. Cuando se produce la fecundación, esas dos células pasan a ser un cigoto. Unas semanas más tarde, el cigoto comenzará a tener forma humana y terminará siendo un bebé.

Es como una suma de mates de cuando estabas en primero de primaria:

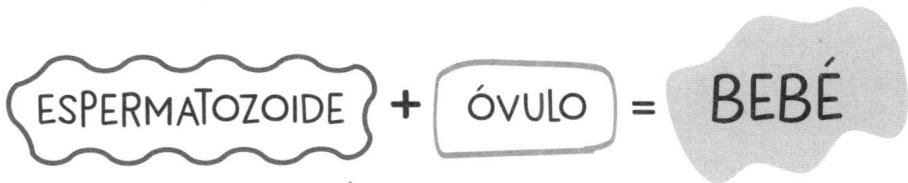

ESPERMATOZOIDE + ÓVULO = BEBÉ

Los órganos sexuales en la adolescencia:
Excepto las diferencias en los órganos sexuales del cuerpo
de los chicos y de las chicas, todo lo demás es igual hasta la
adolescencia. ¿Sabes lo que significa esta última palabra? Quizá la
has oído en casa porque tienes hermanos mayores o tus profes te
han explicado en qué consiste esta etapa.

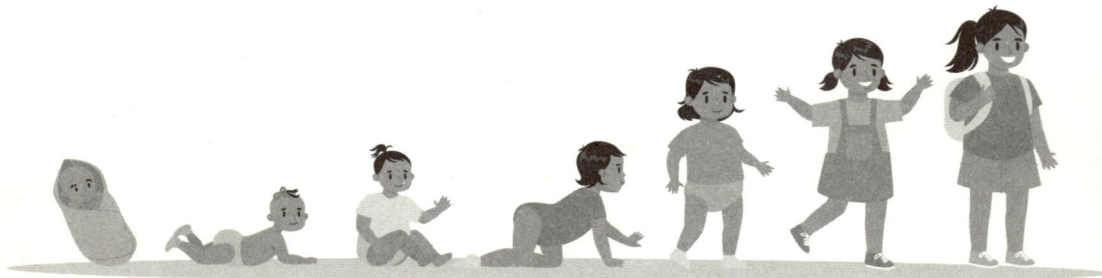

La adolescencia es un periodo en el que un niño o una niña, como
tú, se hace mayor pero no llega a ser adulto/a, es decir, no es como
los papás, mamás, abuelos o profes. La adolescencia ocurre desde
que tenemos 10 años hasta los 19 (según afirma la Organización
Mundial de la Salud). Es una de las etapas más importantes que
vivirás en la vida.

Pero... ¿Y qué pasa durante todos esos años?
¡Que te vas a hacer mayor y tu cuerpo va a cambiar! A este proceso
se lo llama: **maduración sexual.**

Estos son los **cambios** más importantes que vivirás en tu
maduración sexual:

EN LAS CHICAS:	EN LOS CHICOS:
LOS ÓRGANOS SEXUALES AUMENTAN SU TAMAÑO.	LOS ÓRGANOS SEXUALES AUMENTAN SU TAMAÑO.
EL PECHO SE DESARROLLA, HACIÉNDOSE MÁS GRANDE.	CAMBIA LA VOZ Y SE HACE MÁS GRAVE.
CRECE VELLO EN LA VULVA Y EN LAS AXILAS.	CRECE VELLO EN LOS TESTÍCULOS, EN LAS AXILAS Y EN LA CARA.

Pero además de estos cambios corporales, habrá dos cambios
¡MUUUY IMPORTANTES!

Las chicas vivirán la llegada de la menstruación. ¿Recuerdas que esta palabra ha aparecido antes? Significa, como se dice comúnmente, que baja la primera regla. La primera regla tiene un nombre un poco raro: «menarquia».

Entre los 9 y 16 años, cuando a las chicas les baja la regla, les sale sangre de la vagina. ¡No hay de qué asustarse! Es una señal de que estás creciendo y te haces mayor. A partir de ese momento, tu cuerpo está preparado para ser mamá.

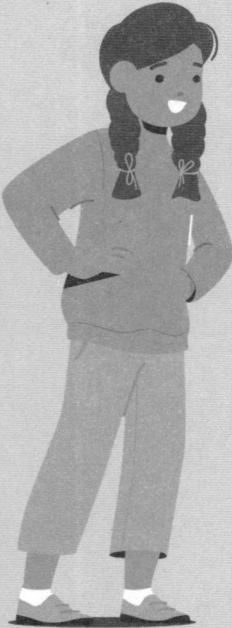

En los chicos, la señal que les indica que ya tienen la capacidad de ser padres es la primera eyaculación. ¡Quizá nunca hayas oído esta palabra! Recuerda que en los testículos viven los espermatozoides. En la primera eyaculación, que se llama «espermaquia» (qué palabra más rara, ¿verdad?), los espermatozoides salen a través del orificio del pene en forma de líquido blanco, llamado «semen». Igual que hemos dicho con las chicas, ¡no te asustes! Te estás haciendo mayor.

Además, tanto en las chicas como en los chicos, junto a todos estos cambios aparecerán unas sensaciones acompañadas de sentimientos que llamamos «deseo sexual». Como dice esta palabra, en esta etapa empezarás a sentir un deseo de querer estar cerca de personas que te parecen muy guapas, con las que te gusta pasar mucho tiempo y a las que quizá tengas ganas de darles un abrazo o un beso.

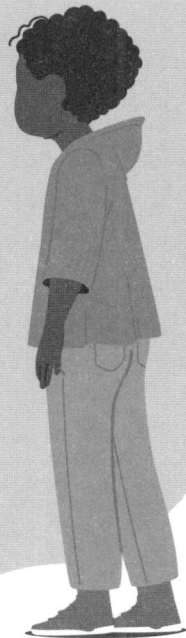

PERO... ¿ALGUNA VEZ TE HAS PREGUNTADO CÓMO SE PRODUCEN TODOS ESTOS CAMBIOS?

Estos cambios se producen por unas sustancias que se llaman **HORMONAS**. A lo mejor ya has leído sobre ellas en algún libro de Conocimiento del medio. Las hormonas son los mensajeros químicos de nuestro cuerpo, viajan por la sangre y mandan mensajes a los órganos. Existe un tipo de hormonas que son las **SEXUALES** y que tienen como objetivo... ¡que se produzcan todos estos cambios que acabamos de ver! Los tipos de hormonas que hay son:

- El **estrógeno.** Esta hormona la tienen tanto chicas como chicos, aunque las chicas la tienen en mucha mayor cantidad. A partir de la adolescencia, empieza a producirse MUCHÍSIMO. El estrógeno es el responsable de los cambios propios en la chica: el pecho crece, aparece el vello, los órganos sexuales aumentan de tamaño...

- La **progesterona**. Es la hormona exclusiva de las chicas y ayuda a que las mujeres puedan quedarse embarazadas, también ayuda a proteger al bebé en la tripa de su madre, a crecer en el útero y a que no nazca antes de tiempo. Además, esta hormona permite que las mujeres puedan dar el pecho a su bebé al convertirse en madres.

- La **testosterona**. Esta hormona la tienen tanto chicas como chicos, aunque los chicos la tienen en mucha mayor cantidad. Se produce en los testículos, y cuando se acerca el momento de la adolescencia... ¡hay un pico de producción en el cuerpo de los chicos! La testosterona es la responsable de que les crezca vello, les cambie la voz, los órganos sexuales se hagan más grandes, y de que tengan más músculo que las chicas. Asimismo, es la responsable de que aparezca el deseo sexual.

Recuerda: Aunque el estrógeno sea la hormona sexual propia de las chicas, y la testosterona la de los chicos, tanto en ellos como en ellas hay un poquito de cada hormona del sexo contrario.

Es decir, las chicas tienen un poco de testosterona y los chicos un poco de estrógenos. ¡La progesterona es la única hormona sexual propia de las mujeres!

Y, ya para terminar, veamos cuál es el verdadero capitán de la sexualidad. Quién manda verdaderamente en nuestro cuerpo, con la ayuda de las hormonas y de los órganos sexuales...

¿LO RECUERDAS? LO HEMOS VISTO AL INICIO DEL CAPÍTULO. ¡A VER CÓMO FUNCIONA!

En el cerebro tenemos unas sustancias que se llaman NEUROTRANSMISORES.

No voy a enumerarlos a todos ellos porque tienen unos nombres un poco raros y cada uno tiene funciones diferentes. Basta con que sepas que algunos de ellos se encargan de que sintamos deseo sexual; otros, de que tengamos hambre; otros, de que sintamos sueño, y otros, de que estemos tristes o contentos.

Pondré un ejemplo para que entiendas la función de los neurotransmisores:

Desde hace un tiempo te gusta un chico/a. Te parece muy guapo/a y tienes muchas ganas de hablar con esa persona y compartir tiempo. Cada vez que ves a esa persona, a través de tus ojos, su imagen impacta en el cerebro y sientes el deseo de acercarte a ella, de abrazarla o darle un beso. ¿Recuerdas cómo se llama esto? ¡Deseo sexual! En tu cerebro se va liberando un neurotransmisor que se llama...

¡DOPAMINA!

Todo esto ocurre en el interior de nuestro cerebro, en una parte que los psicólogos llamamos «Sistema de la felicidad o del placer». La dopamina también aparece cuando hacemos algo que nos gusta, como comer chocolate o divertirnos con los amigos.

Esta sustancia se encarga de que nos sintamos felices y queramos repetir esas conductas que tanto nos gustan. En el crucero de la sexualidad, la dopamina se libera cuando besas, abrazas a la persona que tanto te gusta y pasas tiempo con ella.

35

Existen otros neurotransmisores que se liberan en el cerebro. Se llaman

SEROTONINA Y NORADRENALINA.

La primera sustancia se encarga de que estemos relajados y nos sintamos alegres cuando estamos con esa persona. Y la segunda hace que nos pongamos un poquito nerviosos cuando la vemos y de que queramos dedicar mucho tiempo de nuestro día a día a pasar tiempo juntos y a pensar solamente en esa persona.

Además, en el cerebro existe una estructura que se llama **hipotálamo**. ¡Este capítulo está lleno de nombres raros! El hipotálamo es el encargado de producir hormonas y de comunicarse con otras partes del cuerpo para que liberen otras hormonas. En este caso, se comunica con los órganos sexuales de los chicos y de las chicas para que produzcan testosterona, estrógenos y progesterona.

¡ES EL CEREBRO EL QUE MANDA EN LA DIMENSIÓN BIOLÓGICA!
¡ES EL PRINCIPAL ÓRGANO SEXUAL!

Una última reflexión:
¿Recuerdas que en el barco las personas se lo pasan bien? En el crucero de la sexualidad también es importante pasarlo bien, y el cuerpo nos ayuda a ello.

También es importante que, para disfrutar del crucero de la sexualidad, el capitán esté comunicado con el resto de la tripulación: los oficiales de máquina, el timonel y el personal de servicio.

Si en el barco de la sexualidad solo manda el capitán y no se comunica con sus compañeros ni les hace caso, es probable que los viajeros del crucero no disfruten y que el barco no funcione del todo bien.

¡Vamos a trasladar esta idea a un ejemplo! Si nos dejamos llevar en la sexualidad únicamente por nuestro cuerpo (por ejemplo, por el deseo sexual), puede ser que vivas una sexualidad incompleta. Para que la sexualidad sea sana, se debe comunicar el deseo sexual con el resto de los tripulantes: con la mente, las emociones y el entorno.

CAPÍTULO 3

DIMENSIÓN PSICOLÓGICA
EL TIMONEL

GUÍA PARA CONOCERME A MÍ Y A LOS DEMÁS

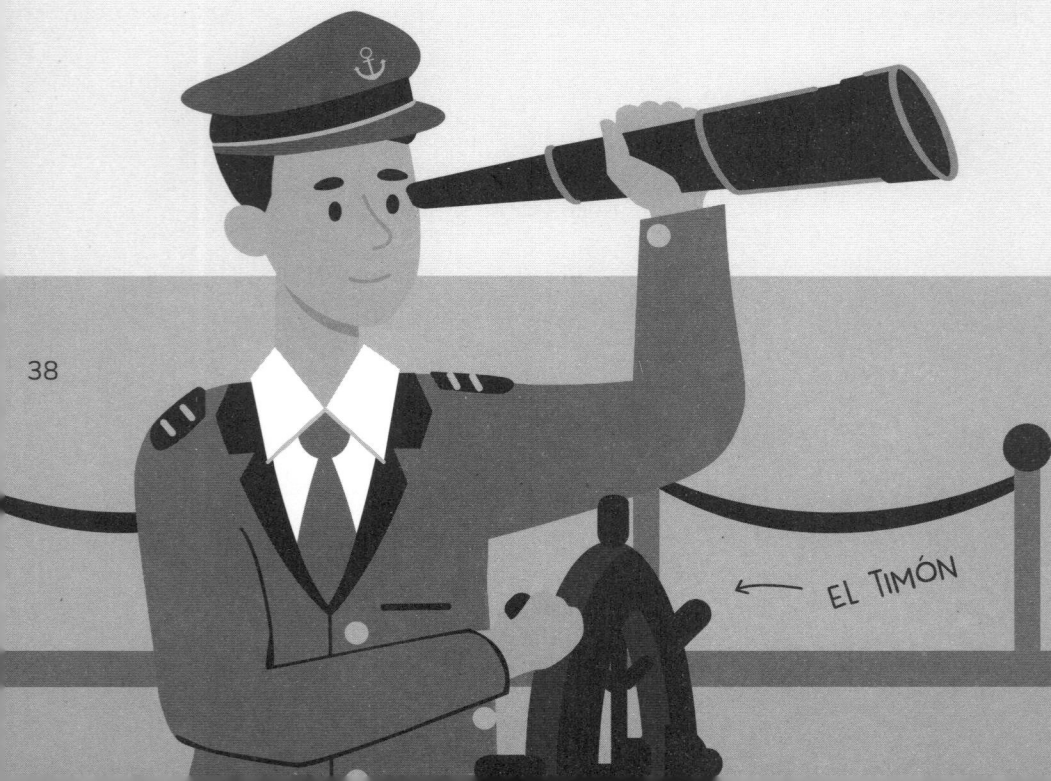

← EL TIMÓN

¡Hola de nuevo! ¡Bienvenido/a al tercer capítulo! En esta parte del libro profundizaremos sobre el rol del timonel, de quien ya hablamos en el primer capítulo... El timonel es la persona que se encarga de «conducir» el crucero. Bueno, la palabra adecuada no es «conducir», pues esa se utiliza para el ámbito automovilístico (conducir un coche, un bus, un camión...). Para la conducción de un barco se usa la palabra ¡«navegar»!

Igual que en el coche se necesita el volante para llegar al colegio o a casa, en los cruceros se utiliza un **timón**. ¡El timón tiene la misma forma que el volante del coche! Tiene forma de círculo y, agarrándolo con las manos, puedes girarlo e ir hacia la izquierda, a la derecha o en línea recta.

¡¡¡PERMITE EN EL CRUCERO QUE LOS VIAJEROS LLEGUEN A SU DESTINO!!!

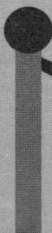

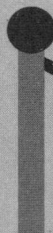

En el crucero de la sexualidad tenemos tres variables que se convierten en el timonel de la sexualidad y que nos ayudan a vivir nuestra sexualidad siendo felices. Es necesario que las conozcamos y trabajemos para tener una sexualidad sana, que no hagamos cosas que nos hagan sentir culpables o tristes.

Las variables son: la autoestima, el autoconcepto y las habilidades sociales.

AUTOCONCEPTO

HABILIDADES SOCIALES

AUTOESTIMA

Igual que en los barcos, el timonel está situado en la **popa** del barco...
¡Espera, espera...! ¿Alguna vez has escuchado la palabra «popa»?
La **popa** es la parte trasera del barco y la **proa** es la delantera. La
autoestima, el autoconcepto y las habilidades sociales se sitúan
«atrás», es decir, en nuestra dimensión psicológica, en nuestra mente.

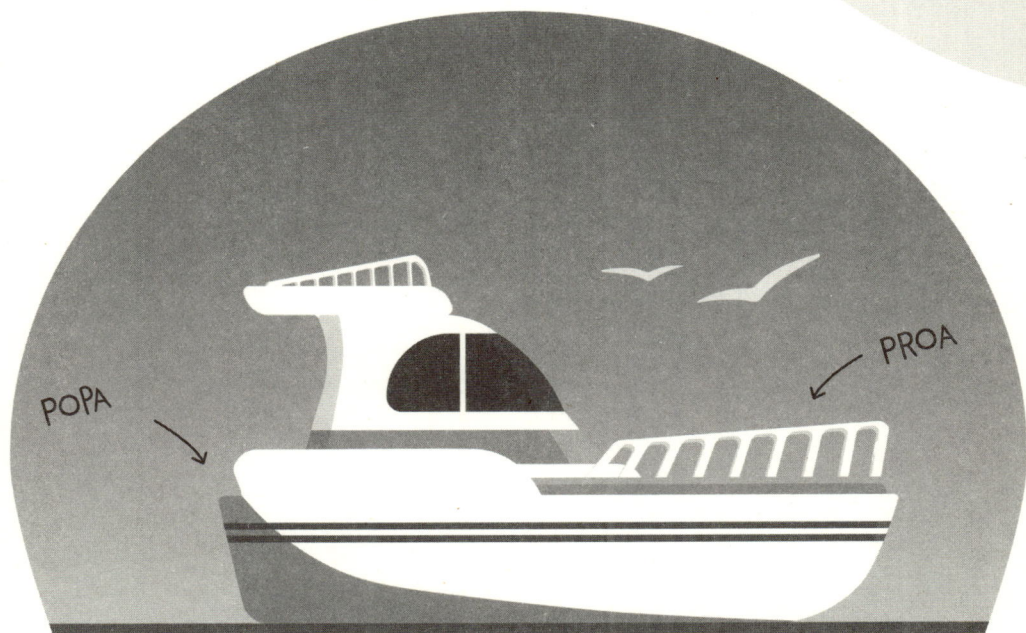

POPA

PROA

¡Veamos en qué consisten estas palabras y cómo de importantes
son para que el viaje en el crucero de la sexualidad sea divertido!

AUTOCONCEPTO

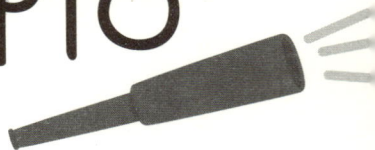

El autoconcepto se refiere a las palabras que utilizamos para hablar de nosotros mismos, es decir, las etiquetas que nos ponemos y cómo nos hablamos. Por ejemplo «soy alta», «soy tímido», «se me dan bien los deportes».

El autoconcepto responde a la pregunta de...

¿¿QUIÉN SOY YO??

¿Te has preguntado alguna vez quién eres? ¿O cómo eres? Veamos algunos ejemplos.

Reflexiona sobre cómo eres...

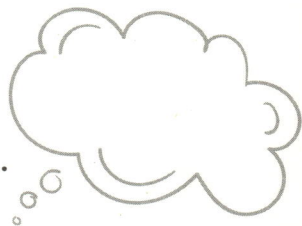

FÍSICAMENTE: ALTO/A, BAJO/A, GRANDE, PEQUEÑO/A, RUBIO/A, CASTAÑO/A O MORENO/A...

QUÉ COSAS TE GUSTA HACER: DIBUJAR, HACER DEPORTE, HACER MANUALIDADES, IR AL CAMPO, HABLAR CON LOS/AS AMIGOS/AS...

TU FORMA DE SER: ALEGRE, SIMPÁTICO/A, MIEDOSO/A, AVENTURERO/A, GRUÑÓN/A, CALLADO/A, MUY MOVIDO/A... ¡HAY MUCHOS ADJETIVOS QUE NOS AYUDAN A CONOCER NUESTRA PERSONALIDAD!

CUÁLES SON TUS CAPACIDADES Y TUS PUNTOS DÉBILES EN DIFERENTES ASPECTOS DE TU RUTINA: EN EL COLEGIO, EN TUS AFICIONES...

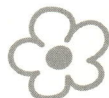

QUÉ EMOCIONES SUELES SENTIR EN TU DÍA A DÍA: ALEGRÍA, TRISTEZA, IRA, ASCO, MIEDO...

CÓMO ERES CON TUS AMIGOS/AS, SI TE GUSTA ESTAR CON MUCHA GENTE O CON POCA.

CÓMO ERES CUANDO ESTÁS CON TU FAMILIA.

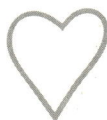

43

La relación entre la sexualidad y el autoconcepto (quiénes somos) es muy estrecha. La manera en que nos vemos a nosotros mismos influye en el desarrollo de nuestra propia sexualidad y es muy importante para conseguir que sea sana.

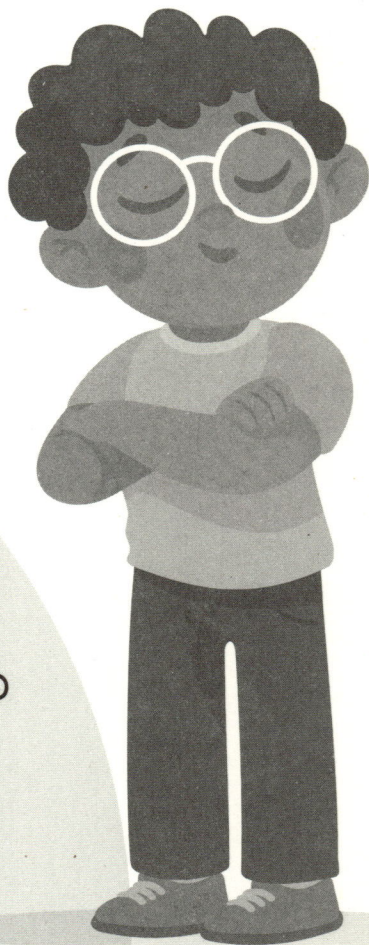

¡RECUERDA QUE ES UN ASPECTO ESENCIAL DEL TIMÓN PARA LLEGAR A NUESTRO DESTINO Y QUE PODAMOS DISFRUTAR DEL VIAJE!

También es fundamental saber que el autoconcepto puede ser positivo o negativo. Si es positivo, sentirás mucha más seguridad y satisfacción en tu sexualidad. Si es negativo, puedes sentir miedo o nervios, y estas emociones no permitirán que vivas una sexualidad sana. ¡Si es así, te animo a que pidas ayuda a algún adulto de confianza para que te ayude a trabajar el autoconcepto para convertirlo en positivo! Si esa persona no tiene las herramientas, los profesionales de la salud mental tienen herramientas para ayudarte.

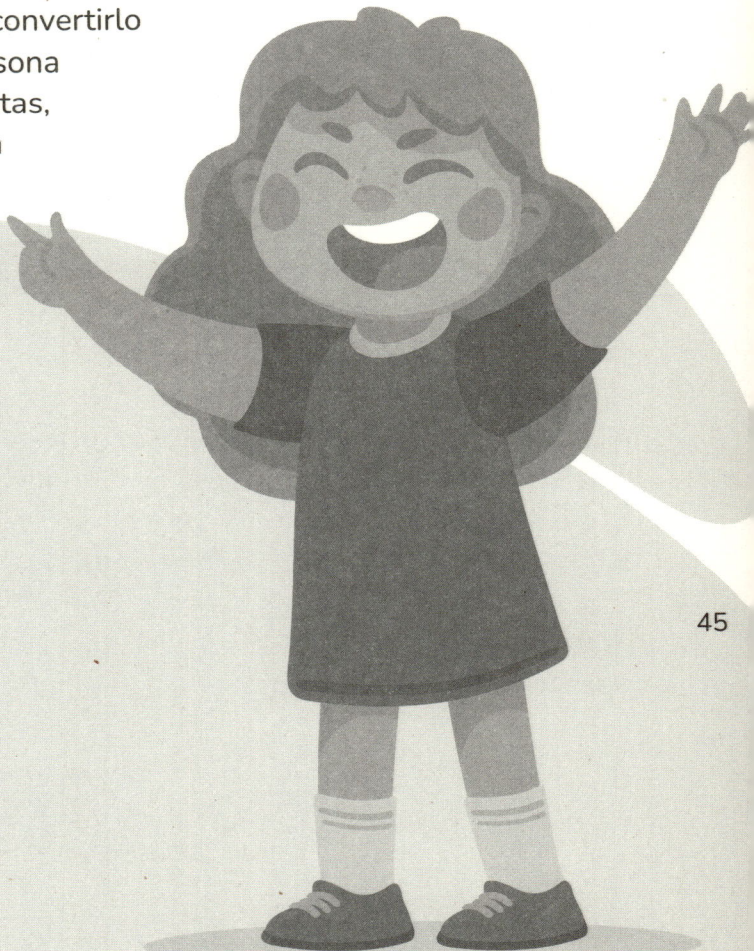

AUTOESTIMA

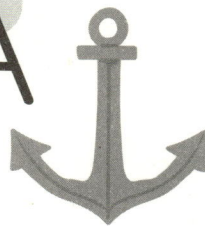

Ahora toca hablar de... ¡la autoestima! Esta palabra te suena un poco más, ¿a que sí? Seguro que la has oído en el colegio, entre tus amigos o en casa. Pero... ¿sabes qué significa?

Antes hemos visto qué es el autoconcepto y hemos dicho que respondía a la pregunta: «¿Quién soy yo?». Pues bien... La autoestima te plantea las siguientes preguntas: «¿Te gustas?», «¿te gusta lo que ves?», «¿te gusta cómo eres?». ¡La autoestima implica cómo te valoras, si te valoras de forma positiva o negativa! También implica cómo te sientes contigo mismo/a: si te gustas y estás contento/a con cómo te ves a ti mismo/a o, en cambio, si no te gustas y te entristece o te enfada cómo te ves.

46

En la siguiente tabla vamos a aclarar las diferencias entre «autoconcepto» y «autoestima»:

¿ME QUIERO COMO SOY?

AUTOCONCEPTO

ES LAS ETIQUETAS QUE NOS PONEMOS A NOSOTROS/AS MISMOS/AS.

ES LO QUE PENSAMOS DE NOSOTROS/AS MISMOS/AS.

NO JUZGA. NO SE PLANTEA SI ME GUSTO O NO ME GUSTO.

ES UNA IDEA QUE ELABORA NUESTRA MENTE.

AUTOESTIMA

ES LA VALORACIÓN QUE HACEMOS DE NUESTRAS PROPIAS CARACTERÍSTICAS.

ES LO QUE SENTIMOS HACIA NOSOTROS/AS MISMOS/AS.

ES CÓMO NOS JUZGAMOS. ¿ME GUSTO O NO ME GUSTO?

ES UNA EMOCIÓN QUE CREA NUESTRO «CORAZÓN».

¡¡La sexualidad también guarda una relación muy estrecha con la autoestima!! Es otra de las variables fundamentales del timón del crucero de la sexualidad. La autoestima, junto al autoconcepto, permite que el timón sea fuerte y firme, y deja que el crucero navegue de forma segura por el mar hasta el destino final.

A continuación, te propongo tres ejercicios para trabajar la autoestima y el autoconcepto. El objetivo es que te ayuden a conocerte y valorarte un poquito más.

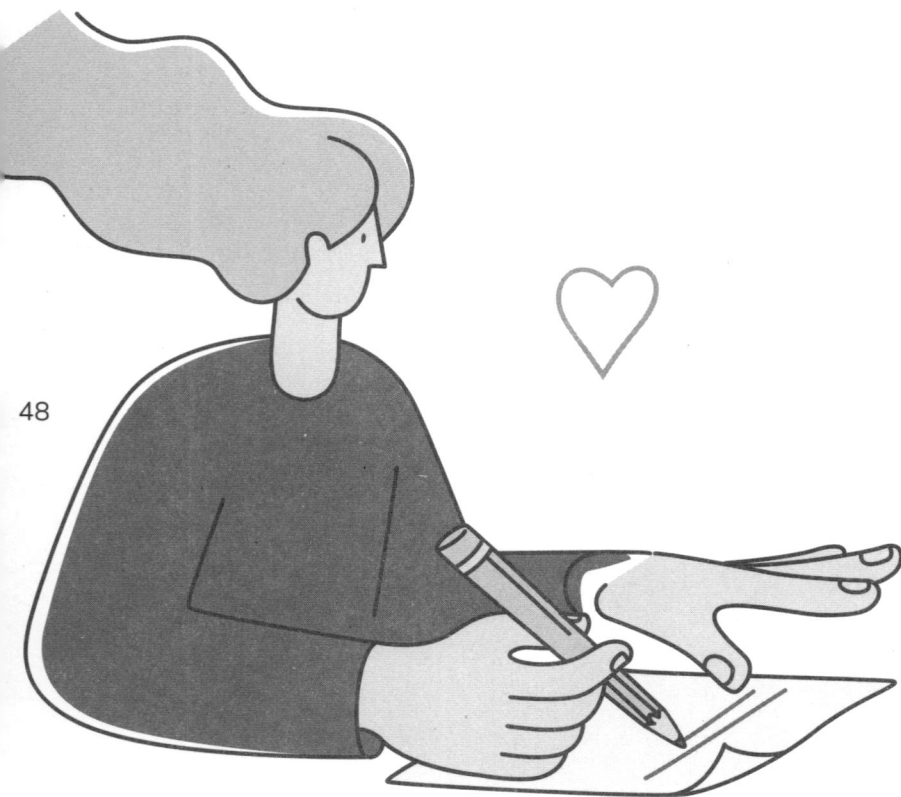

Ejercicio 1

¿Quién soy yo?

Coge papel, un lápiz, y lápices de colores o rotuladores. ¿Ya lo tienes? Ahora te animo a que te dibujes a ti mismo/a, y después cuéntaselo a un adulto de confianza.

1 En primer lugar, dibuja cómo eres **físicamente**. Entonces, con un lápiz de color azul, describe con palabras esas características físicas.

2 En segundo lugar, coge un lápiz de color rojo y escribe palabras que hablen de las cualidades y de los puntos débiles de tu **personalidad**. Por un lado, escribe aquellas cualidades tuyas que te ayudan a realizar actividades que se te dan bien. Por otro lado, escribe aquellos puntos débiles que reconoces y aceptas.

3 En tercer lugar, con un lápiz de color verde escribe cómo es **tu forma de ser**: tranquilo/a, movido/a, hablador/a, callado/a, alegre...

4 Y, por último, con un lápiz de color naranja escribe **cómo eres** con tu grupo de **amigos** y cómo eres en casa con tu **familia**.

49

Ejercicio 2
El árbol de los logros

Para este ejercicio debes dibujar un árbol. Coge papel, un lápiz, y lápices de colores para pintarlo. El dibujo del árbol debe contener lo siguiente: la copa del árbol con frutos (por ejemplo, manzanas), el tronco y, además, debes dibujar las raíces. ¡Es muy importante que pintes cada parte del árbol que te acabo de señalar! ¿Ya lo has dibujado? Recuerda: ¡Es aconsejable que hagas este ejercicio con el adulto que te esté acompañando en la lectura de este libro.

A continuación, escribe lo siguiente:

1 En los frutos del árbol escribe qué **logros** has tenido a lo largo de tu vida. No tienen por qué ser grandes logros, vale con pequeños triunfos que hayas tenido o con dificultades que hayas vencido. Por ejemplo: ganar una medalla en el deporte que practiques, haberte atrevido a irte por primera vez de campamentos y dormir fuera de casa, comer las cosas que no te gustan pero que sabes que son nutritivas o hacer las tareas de forma limpia y ordenada.

2 En la parte de las raíces escribe esas **cualidades** que te han llevado a conseguir esos triunfos o a vencer esas dificultades. Por ejemplo: ser constante, valiente u ordenado/a.

Ejercicio 3
Mi collage

Este ejercicio consiste en describir cuáles son esas **características** que tienes y te hacen especial, cuáles son **tus gustos**, cómo es **tu personalidad** (¡recuerda que esta parte ya la has trabajado en el ejercicio 1!), **tus sueños** y los **proyectos** que quieres alcanzar en un futuro, y cuáles son las **cosas y actividades que te hacen sentir feliz**.

Para ello, necesitas el siguiente material: revistas, periódicos o folletos, folios, tijeras, pegamento y lápices de colores. En esas revistas, periódicos o folletos, busca frases, palabras, fotos o dibujos que describan quién eres. Una vez escogido el contenido, recórtalo y pégalo con el objetivo de crear un collage sobre ¡quién eres tú!

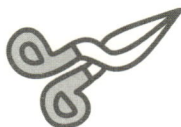

¡Espero que te hayan ayudado estos tres ejercicios! Es necesario trabajar el autoconcepto y la autoestima para que el timón del crucero de la sexualidad sea firme y así el crucero navegue por el mar hasta el destino deseado sin perder su rumbo.

Pero... ¿por qué estas dos palabras que acabamos de ver son tan importantes para vivir la sexualidad y que el timón sea fuerte y firme?

Con un autoconcepto positivo y una autoestima fuerte y segura, podrás **guiarte mejor** en todos los aspectos de tu vida y tendrás más habilidad a la hora de **tomar tus propias decisiones** sobre cómo vivir tu propia sexualidad, y serán decisiones basadas en lo que quieres tú y en lo que es sano para ti, sano para tu desarrollo físico y mental, de acuerdo con tus pensamientos, emociones y valores...

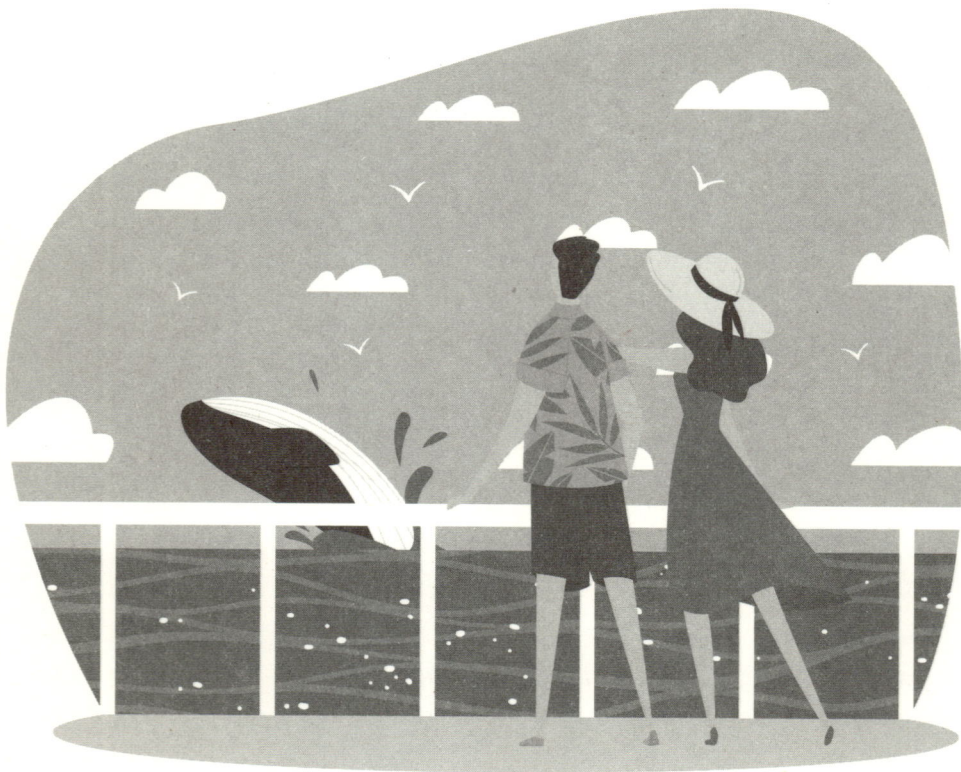

Valorar quién eres como persona en todas tus dimensiones (biológica, psicológica, social, familiar...) hará que **tomes valor como persona.** Y eso te llevará a tener un gran sentido del valor personal sobre ti mismo/a. ¡¡Este sentido del valor hará que elijas con quién relacionarte y cómo cuidarte!!

Y, sobre todo, ¡te **sentir**ás seguro/a! ¡Y no te importará lo que piensen los demás!

Como ya hemos dicho en las anteriores páginas, el autoconcepto y la autoestima sexual no solo te ayudarán a vivir una sexualidad sana y sin miedo, también te servirán para...

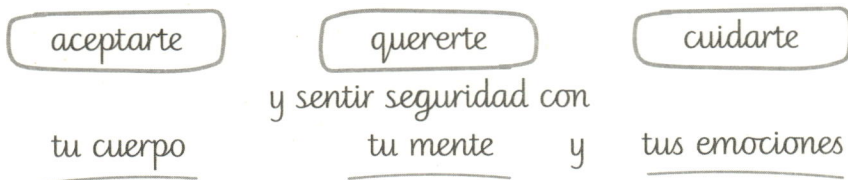

aceptarte   quererte   cuidarte

y sentir seguridad con

tu cuerpo   tu mente   y   tus emociones

Y por último y no menos importante: Recuerda que

NO HAY QUE COMPARARSE CON LOS/AS DEMÁS.

Sé que es difícil, muchas veces pensamos que los compañeros, amigos o familiares son mejores que nosotros, que son más guapos, listos o simpáticos.

RECUERDA... CADA PERSONA ES ÚNICA, NI MEJOR NI PEOR. SOMOS LO QUE SOMOS, CON NUESTRAS CUALIDADES Y PUNTOS DÉBILES. ¡LA COMPARACIÓN NEGATIVA CON LOS DEMÁS IMPACTA DIRECTAMENTE EN NUESTRA AUTOESTIMA, Y ENTONCES EL RESULTADO PUEDE SER SENTIR TRISTEZA AL PENSAR QUE LOS DEMÁS SON MEJORES QUE NOSOTROS.

HABILIDADES SOCIALES

Tras haber visto el autoconcepto y la autoestima (los pilares fundamentales del timón del barco de la sexualidad), miraremos la tercera parte del timón:

¡LAS HABILIDADES SOCIALES!

Primero vamos a describir en qué consiste este concepto:

Las habilidades sociales, como dice la palabra, es una habilidad o un comportamiento que nos lleva a relacionarnos eficazmente con los demás: con nuestros amigos, compañeros de clase, profesores y familiares.

Las habilidades sociales en la sexualidad son fundamentales porque nos ayudan a dirigirnos a las personas con las que queremos hablar y pasar tiempo. Pero... esto suena muy raro y abstracto, ¿verdad? ¿Cómo se puede concretar?

Existen numerosas habilidades sociales. Por ejemplo: escuchar, dar las gracias, comprender las emociones de los demás, saber comunicarnos, resolver conflictos, trabajar en equipo, saber expresar lo que sientes y piensas... ¡Y podríamos seguir con muchas más!

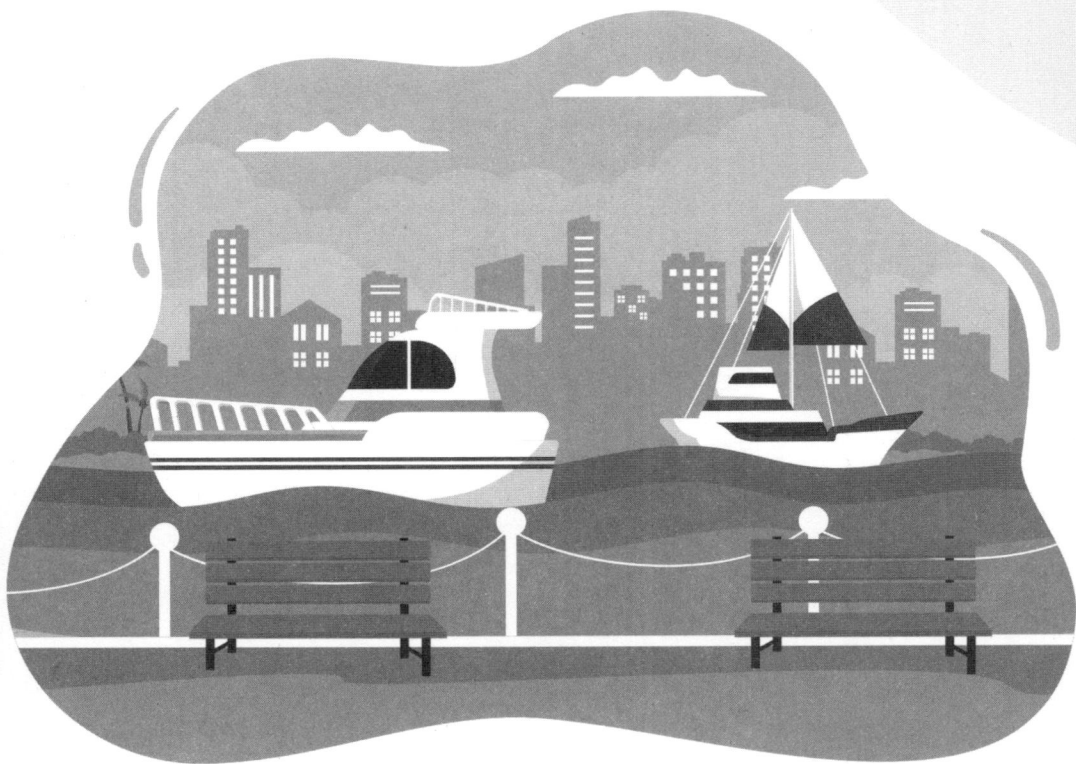

En la sexualidad, las habilidades sociales más importantes y que nos ayudan a manejar el timón para vivir una sexualidad sana son:

LA CAPACIDAD DE COMUNICARNOS.

ESCUCHAR A LA OTRA PERSONA.

EXPRESAR LAS EMOCIONES (CAPÍTULO 4).

ESTABLECER LÍMITES Y SABER DECIR QUE NO.

En definitiva, tener **asertividad**.

¿Todo esto es lo que necesitamos para vivir una sexualidad sana? ¡Sí! ¡Y se puede entrenar!

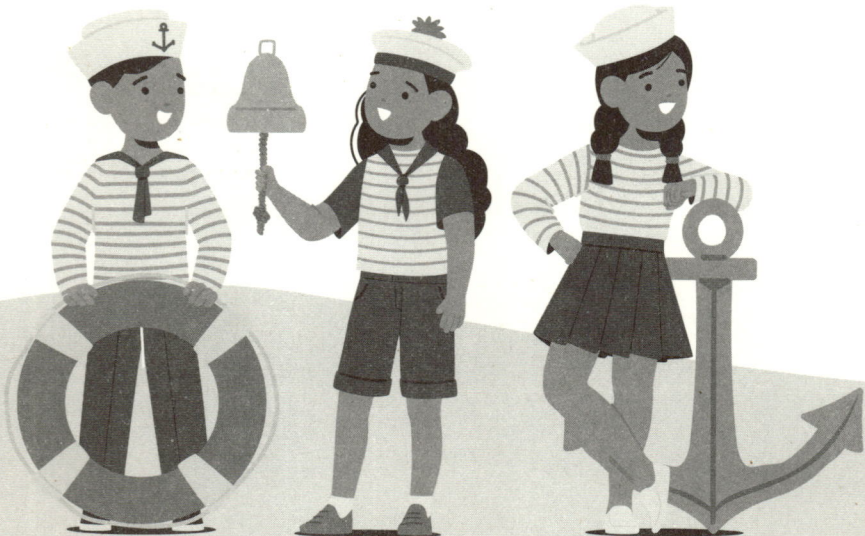

En esta parte de las habilidades sociales, nos centraremos en una palabra que acabamos de nombrar:

¡La asertividad!

¡Es la principal habilidad social que quiero que aprendas en este libro! La asertividad es muy importante para vivir el día a día en todos los contextos de nuestra vida: en casa, en el colegio, con nuestros amigos... Y, además, ¡es muy importante aprenderla para vivir una sexualidad sana!

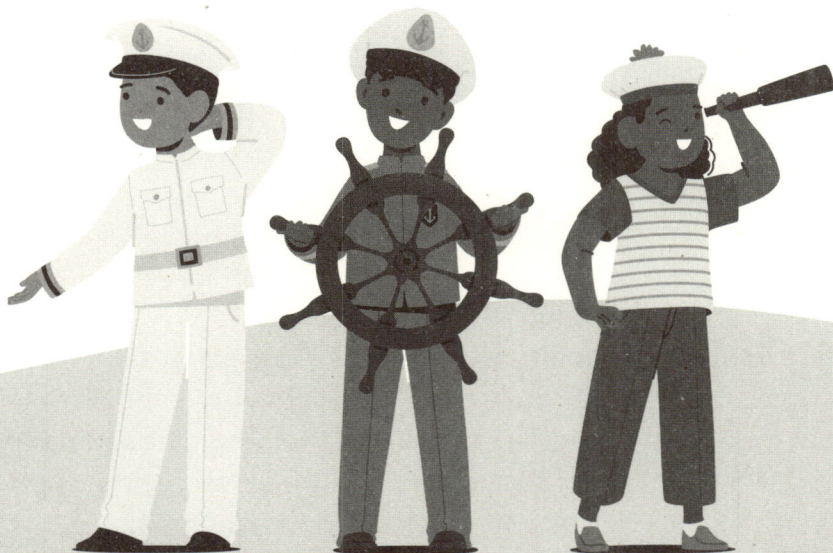

La asertividad es una habilidad social con la que podemos expresar lo que sentimos y llevamos en el corazón, lo que pensamos, nuestras opiniones y pensamientos. La asertividad también nos ayuda a expresar todo esto y nos permite expresarlo sin sentir miedo de la persona que tenemos enfrente ni de las consecuencias negativas que nuestras palabras puedan acarrear. Se trata de ser capaces de expresar lo que llevamos dentro de una forma adecuada y sin herir a la otra persona.

Ser asertivo/a es un poco difícil, se necesita haber trabajado lo que hemos descrito en los apartados anteriores.

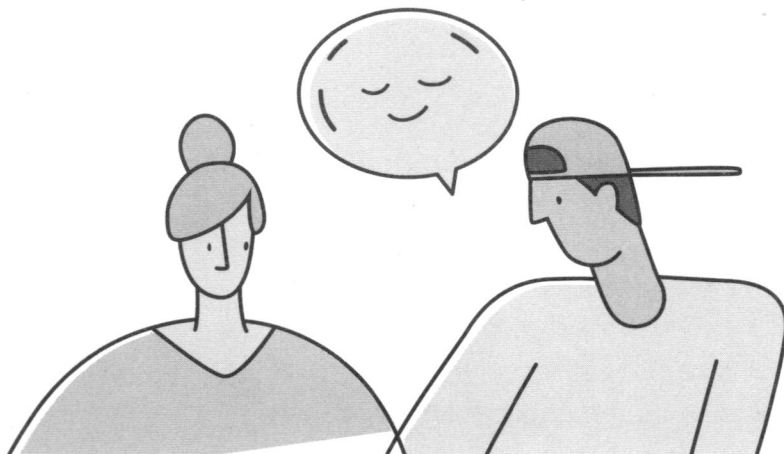

Hay que tener un autoconcepto claro, es decir, saber bien quién soy y cómo soy (¿Recuerdas que el autoconcepto responde a la pregunta: «¿Quién soy yo?»), y hay que tener una autoestima fuerte que te permita tener seguridad en ti («qué siento cuando veo mi cuerpo y mi forma de ser: ¿Me gusto o no me gusto?»).

Si un chico o una chica no tiene asertividad, pueden pasar dos cosas:

1. Se comunica con los demás de forma agresiva.

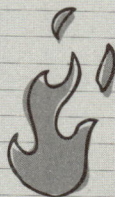

Las personas que tienen un estilo de comunicación agresivo saben defender lo que piensan y sienten. Saben expresar sus opiniones y derechos. Pero lo hacen de malas formas. Suelen gritar o utilizar insultos o comentarios negativos hacia las personas, y suelen hacer bromas de mal gusto. Suelen burlarse de los demás y siempre quieren llevar la razón en todo. No saben respetar a la persona que tienen enfrente. Las personas que tienen un estilo agresivo hacen que el otro se haga pequeñito y débil para que ellas mismas se sientan superiores.

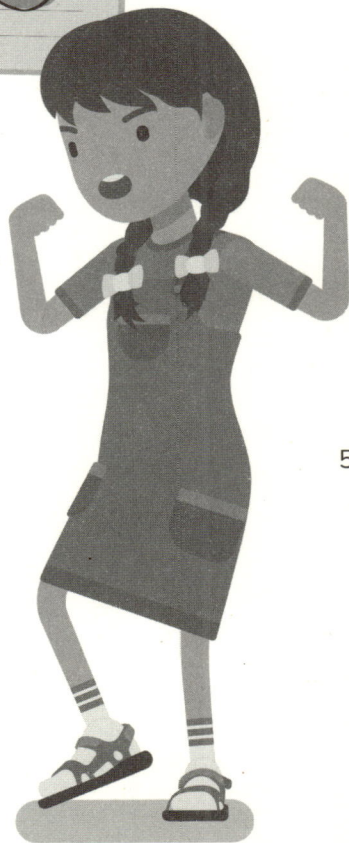

59

2. Se comunica con los demás de forma pasiva.

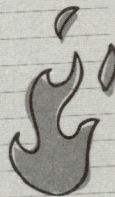

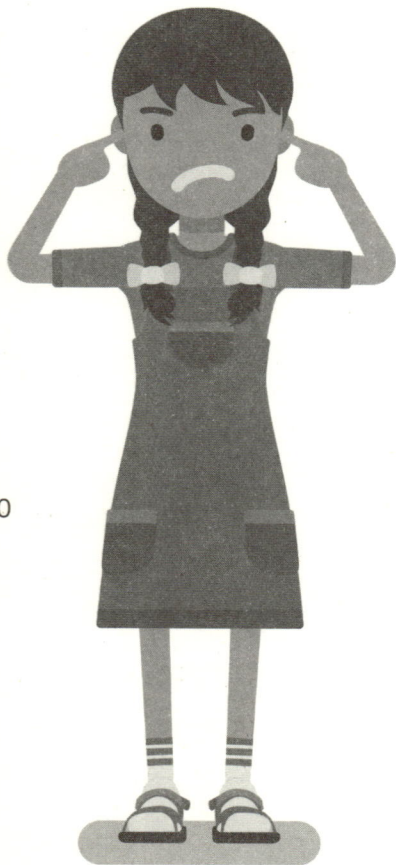

Cuando una persona es PASIVA, no es capaz de expresar sus pensamientos, emociones y opiniones. Cuando consigue expresarse, lo hace de una forma poco saludable: pide muchas veces perdón y usa un tono de voz muy bajito, casi como si no quisiera que lo oyeran. ¡¡¡A raíz de eso, los demás no le hacen caso!!! Además, a las personas que tienen un estilo pasivo no les gustan los conflictos, les provocan muchos nervios las discusiones y las peleas, y prefieren evitarlas.

Habitualmente, suelen ser personas muy calladas e introvertidas. Apenas se comunican con los demás y, como hemos dicho, cuando hablan con el resto, lo hacen tímidamente. ¿Y cómo se suelen sentir estas personas? En muchas ocasiones, incomprendidas; sienten que no se les tiene en cuenta, incluso que se burlan de ellas. Además, pueden sentir que los demás se aprovechan de ellas y sentirse molestas.

Esto es motivo de enfado y, en ocasiones en las que sienten que no pueden más, ¡estallan llorando y gritando!

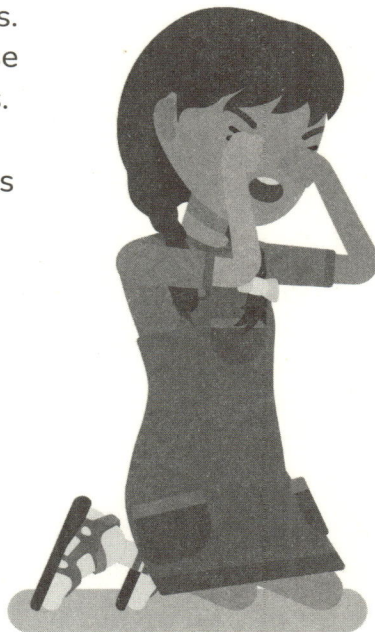

¿CON QUÉ ESTILO DE COMUNICACIÓN TE IDENTIFICAS? ¿CON EL AGRESIVO? ¿CON EL PASIVO? ¿CONOCES A ALGUIEN CERCANO A TI QUE SEA AGRESIVO O PASIVO?

Acabamos de ver cómo son las personas que NO SON ASERTIVAS, pero te preguntarás... Y si la habilidad social es la asertividad... ¿por qué no hablamos de ella? ¡Pues vamos a ello!

LA PERSONA ASERTIVA ES AQUELLA QUE HA LOGRADO ENTRENAR ESA HABILIDAD SOCIAL TAN IMPORTANTE PARA NUESTRO DÍA A DÍA Y TAMBIÉN PARA VIVIR UNA SEXUALIDAD SANA, LEJOS DEL MIEDO, DE LA PRESIÓN POR PARTE DE OTROS Y DE LA CULPA.

Entonces... ¿cómo es una persona ASERTIVA?
A continuación vamos a ver el decálogo de la persona asertiva:

1.
No se comporta de forma agresiva con los demás.

2. Expresa sus opiniones y deseos a pesar de saber que las personas que la rodean piensan diferente.

3.
Expresa sus pensamientos y sus emociones.

4.
Sabe tomar decisiones.

5.
No huye ante las peleas y discusiones, sino que las afronta.

6.
Sabe decir que no sin sentirse culpable.

7. Espera que la traten con respeto. Si alguien no la trata de forma adecuada, lo expresa y pide un cambio en la conducta del otro.

8.
Es capaz de cometer errores sin sentirse culpable.

9.
Puede pedir favores a los demás.

10.
No suele poner excusas o dar explicaciones de por qué hace lo que hace.

El segundo punto del decálogo es una característica fundamental de la persona asertiva. Existe una fórmula que te puede ayudar a cumplir con este segundo punto y que es muy necesario para poder aplicar la asertividad a la sexualidad. Consiste en cinco pasos:

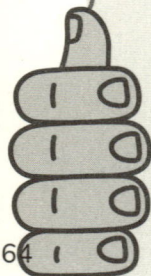
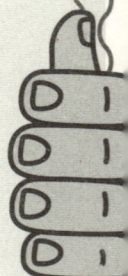

1. Describir la situación que no te gusta y que querrías que la otra persona cambiara.

2. Entender por qué la otra persona ha actuado de esa forma.

3. Expresar cómo te hace sentir.

4. Pedir un cambio.

5. Agradecer su atención.

Pongamos un ejemplo para entender cómo ser asertivos en la sexualidad:

RUBÉN Y SARA TIENEN 12 AÑOS Y VAN JUNTOS A CLASE. SE HAN CONOCIDO POR PRIMERA VEZ ESTE CURSO. HAN COINCIDIDO EN CLASE, EN EL INSTITUTO, PORQUE HAN PASADO A 1.º DE ESO Y SARA VIENE DE OTRO COLEGIO. A RUBÉN LE GUSTÓ MUCHO SARA DESDE QUE LA VIO EN EL RECREO CON SUS AMIGAS, Y ES UN CHICO BASTANTE LANZADO. UN DÍA, ENTRE CLASE Y CLASE A LA ESPERA DE QUE VINIERA EL PROFESOR, RUBÉN NO DUDÓ UN MOMENTO Y SE LANZÓ HACIA SARA PARA DARLE UN BESO. FINALMENTE LE ROBÓ ESE BESO QUE TANTO DESEABA ÉL. PERO SARA SE QUEDÓ UN POCO TRISTE, EN EL FONDO ELLA NO QUERÍA, Y CASI NO CONOCÍA A RUBÉN. TODA LA CLASE LO VIO Y SE EMPEZARON A REÍR. SARA, QUE ES MUY TÍMIDA, SALIÓ DE CLASE PARA IRSE A LLORAR AL BAÑO.

¿Cómo podría expresar Sara a Rubén que no quería que le diese ese beso? Vamos a averiguarlo según los pasos descritos en la página anterior:

1 El otro día, entre la clase de Matemáticas y Naturales, te acercaste a darme un beso sin apenas haber hablado conmigo desde que empezamos el curso.

2 Puedo entender que me quieras dar un beso porque te gusto.

3 Pero al haberlo hecho de esa forma me hizo sentir triste y enfadada.

4 Por favor, no quiero que vuelvas a hacer lo que hiciste el otro día.

5 Gracias.

Esto sería un ejemplo de cómo ser asertivo en la sexualidad:

¡SABIENDO PONER LÍMITES Y ATREVIÉNDOTE A DECIR NO!

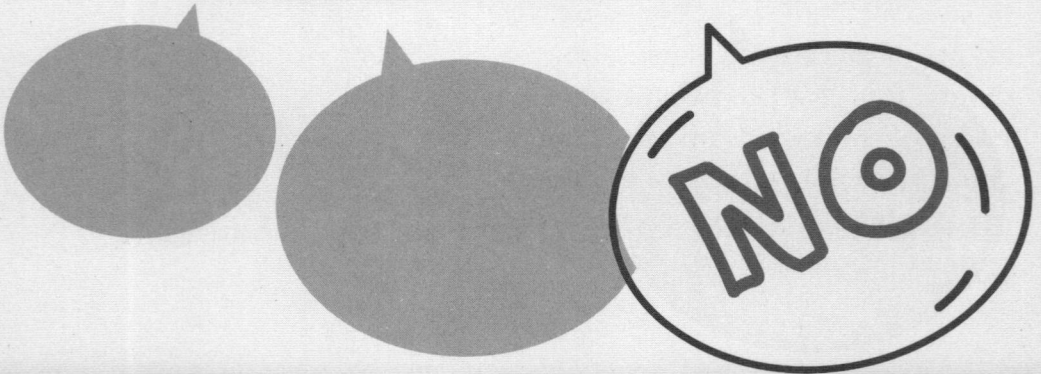

NO

Si en algún momento te encuentras en una situación parecida a la que se acaba de describir, ¡es un buen momento para ejercitar la asertividad! Pero antes de dar el paso de expresar algo que no te ha gustado, lo compartas con algún adulto de tu confianza (con tu padre, madre, tutor/a o profesor/a), para poder gestionar, así, una situación como la de Sara y Rubén. Al principio necesitamos ayuda para ser asertivos ante situaciones de este tipo.

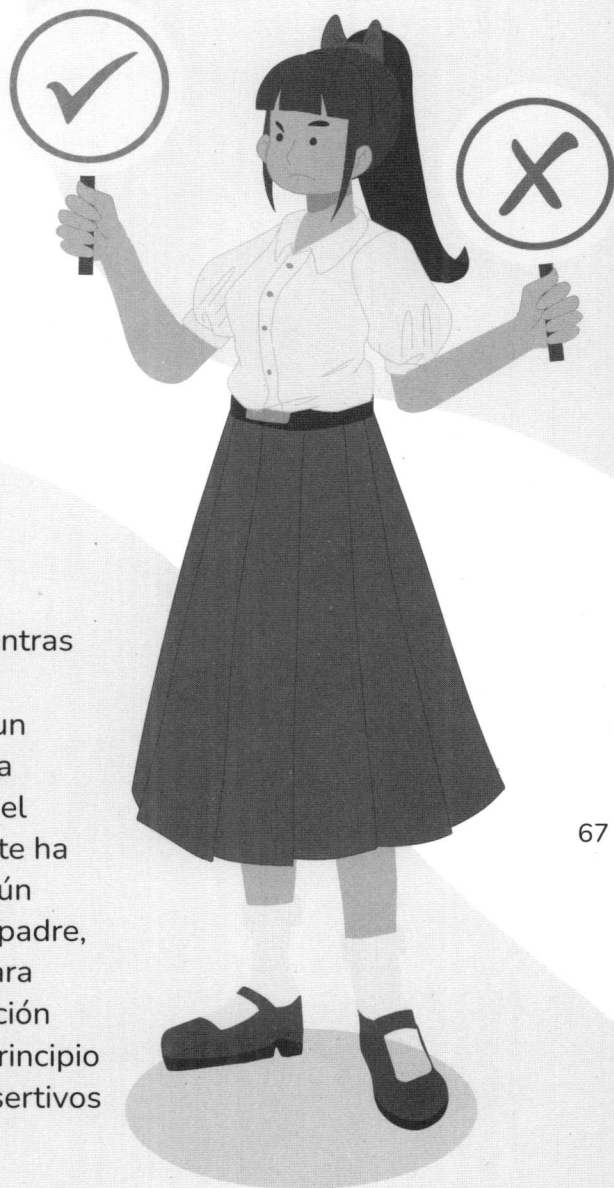

67

Existe una técnica que te puede ayudar cuando sientas que es muy difícil ser asertivo/a en situaciones que no respetan tu sexualidad:

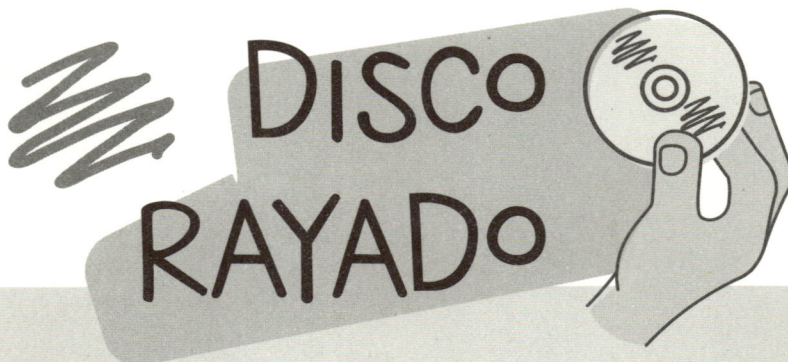

DISCO RAYADO

Implica expresar una y otra vez las frases que expresan nuestros deseos, pensamientos, emociones y opiniones. Por ejemplo: «No quiero que me digas este tipo de comentarios», «No quiero que hagas esto que me hace sentir incómodo/a», «No voy a hacer esto que me propones hacer», «No quiero que me mandes este tipo de fotos». Se deben repetir estas frases una y otra vez, por mucho que la otra persona insista.

Como verás, las habilidades sociales, y en concreto LA ASERTIVIDAD, son habilidades IMPORTANTÍSIMAS para que el crucero de la sexualidad llegue a su destino sin ningún tipo de percance en la navegación.

Por último, te propongo dos ejercicios que te ayudarán a entrenar la asertividad y a mantenerte fuerte y seguro/a, para que puedas poner límites en ciertas situaciones y así vivas una sexualidad sana. Lo más probable es que necesites realizarlos con algunas personas más, como adultos de tu confianza con los que estés leyendo este libro:

1

Ejercicios role *Playing*

Este tipo de ejercicios son un método muy eficaz para practicar situaciones sociales que requieran una buena comunicación y se tenga que recurrir a la asertividad. Puedes hacer un teatro en el que tengas que inventarte una historia como la que hemos descrito anteriormente. Se pueden plantear situaciones en las que tengas que decir NO a alguna proposición que te hagan (por ejemplo, ver pornografía o enviar una foto tuya sin ropa). Incluso puede ser una historia en la que quieras expresar tu opinión, lo que piensas y lo que sientes acerca de esas conductas. ¿Qué harías?, ¿te lo has planteado alguna vez? En este tipo de teatros, puedes crear un escenario en el que ocurran estas dos situaciones y quieras negarte o expresar lo que llevas dentro a través de los cinco pasos que hemos visto en la página anterior.

2

Ejercicios de comunicación

Este tipo de actividad puede ayudarte a expresar lo que piensas y sientes. ¡Te animo a que prepares tu propio... «¿QUÉ HARÍAS SI...?»!

Con ayuda de un adulto, debes preparar diferentes situaciones ante las que a todos/as en general nos costaría reaccionar. Puedes usar cartulina y escribirlas. Para empezar, escoge las tres situaciones que hemos planteado a lo largo de este capítulo: la del beso, la de la pornografía y la de la foto sin ropa. Escríbelas con más detalle. Si se te ocurren más, ¡ADELANTE! Puedes utilizar situaciones que te hayan contado en clase o que le hayan pasado a algún compañero/a. ¿Ya las tienes? Ahora es el momento de plantearte la pregunta:

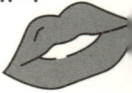

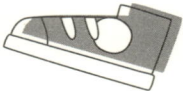

¿QUÉ HARÍAS SI...?

y lo comentes con esa persona que te acompaña. El objetivo es que puedas comunicar cómo te haría sentir y lo que harías ante esas situaciones.

¡Espero que estos ejercicios te ayuden y te guíen para que en las situaciones en que no te sientas cómodo/a puedas poner límites claros y firmes! ¡Es una forma de hacerte respetar y de no tener comportamientos que más adelante te hagan sentir culpable, triste o enfadado/a!

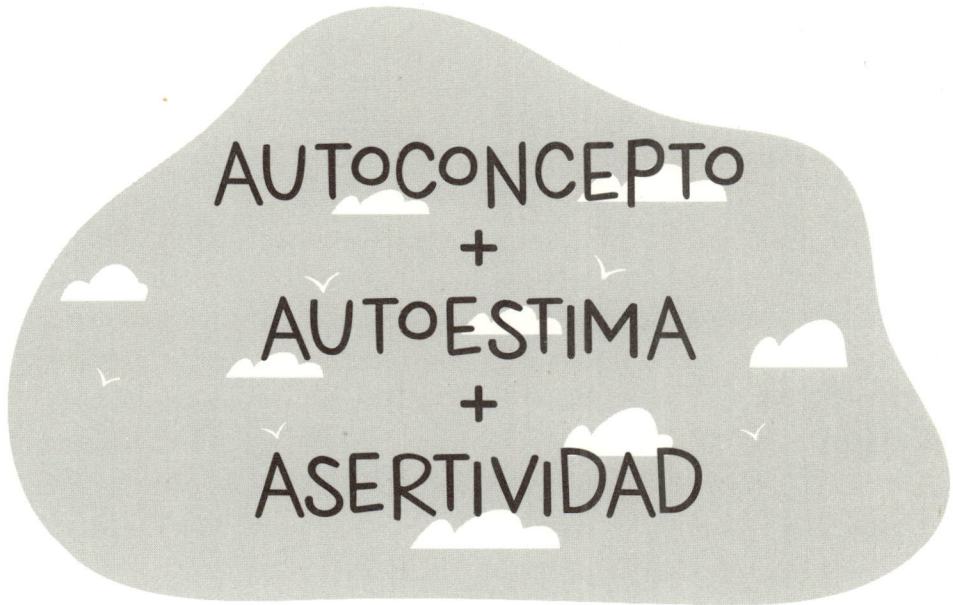

AUTOCONCEPTO + AUTOESTIMA + ASERTIVIDAD

Son las tres variables fundamentales para navegar en el crucero de la sexualidad. Son clave para que el timón sea fuerte y firme. Además, permiten que el barco «obedezca» sus indicaciones para no chocar con un iceberg, sortear tormentas para que las olas no perjudiquen la estructura del barco y ¡¡¡lograr que el crucero llegue al destino deseado en el tiempo estimado sin ningún percance!!!

CAPÍTULO 4

LA SALA DE MÁQUINAS DEL CRUCERO DE LA SEXUALIDAD: LA AFECTIVIDAD

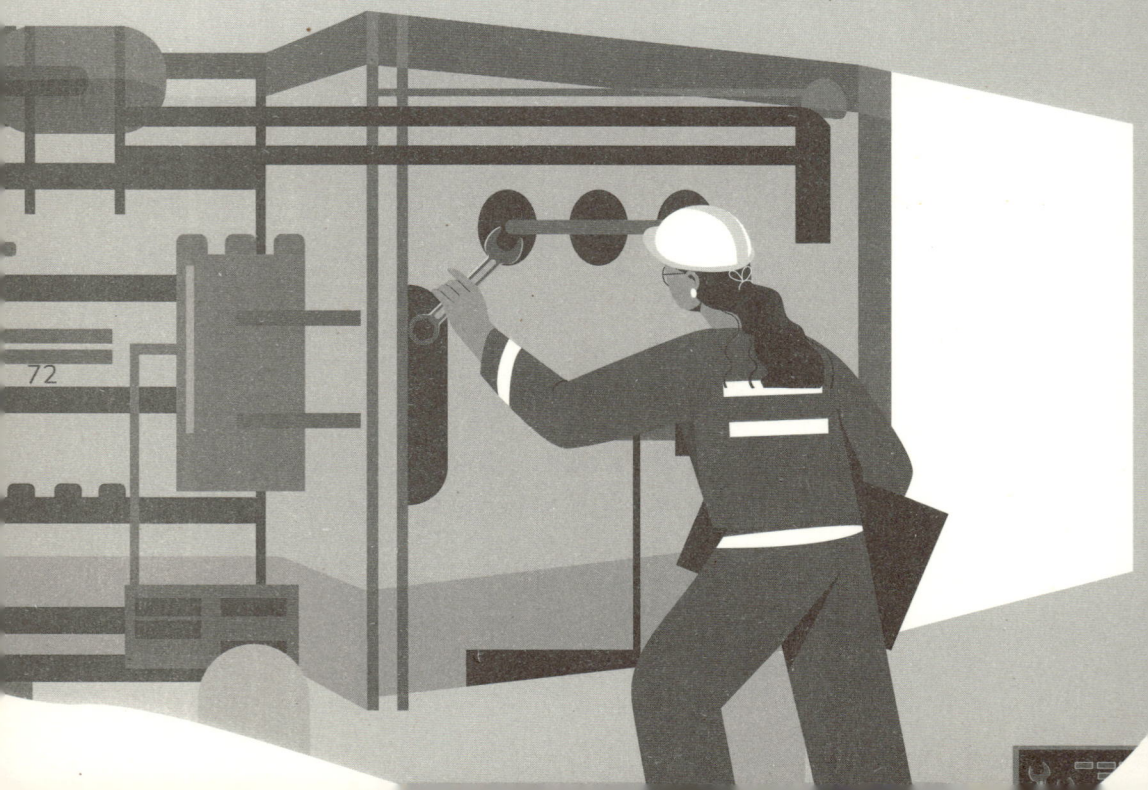

¡Hola otra vez! Ya has llegado al cuarto capítulo de este libro. ¡Bienvenido/a a la sala de máquinas del crucero de la sexualidad: nuestro corazón! En concreto, vamos a abordar **las emociones**. El corazón es la sala de máquinas de nuestra sexualidad.

¿Recuerdas que era esta sala y qué función tenía? En los barcos y cruceros, la sala de máquinas es el espacio en el que se encuentran las diferentes máquinas para que todo funcione y, así, poder navegar por el mar. Las emociones serían esas máquinas sin las cuales el crucero de la sexualidad no funcionaría para vivir una sexualidad sana.

Para poder comprender las emociones necesitamos la **inteligencia emocional,** que es la capacidad que tiene una persona para manejar, entender, seleccionar y trabajar sus emociones. Es decir, es la habilidad para gestionar bien las emociones, tanto las nuestras como las de los demás.

Daniel Goleman fue un psicólogo norteamericano que se hizo mundialmente conocido por su obra *Inteligencia emocional*. Este experto afirmó que la familia y el hogar son nuestra primera escuela para aprender las emociones.

1.
Qué podemos aprender en casa sobre las emociones.

2.
Qué emociones podemos tener hacia nosotros mismos y cómo reaccionarán los demás ante ellas.

3.
Ponerles nombre y etiquetarlas.

4.
Qué pensamos sobre esas emociones y cuáles son nuestras elecciones a la hora de reaccionar.

5.
Cómo interpretamos y expresamos las emociones.

6.
Qué repercusión tienen esas emociones en los demás.

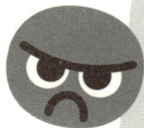

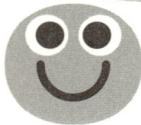

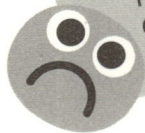

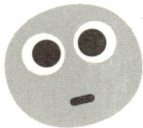

Antes de profundizar en las emociones, ¿sabes qué son? A lo largo de la historia muchos expertos han intentado definirlas. Busquemos una respuesta...

Las emociones surgen cuando nos pasa algo en nuestro día a día. Ya sea dentro de nosotros (como cuando recordamos algo de nuestra infancia) o fuera de nosotros (como lo que sentimos cuando un compañero de clase no nos deja participar en algún juego). Estos ejemplos tienen un impacto en nosotros, nos hacen sentir tristes o enfadados.

Existen unas emociones básicas y que están presentes en nosotros desde que nacemos. Todas las personas del mundo sienten estas emociones y producen cambios en nuestro organismo ¡¡¡Podemos sentirlas en el cuerpo!!!

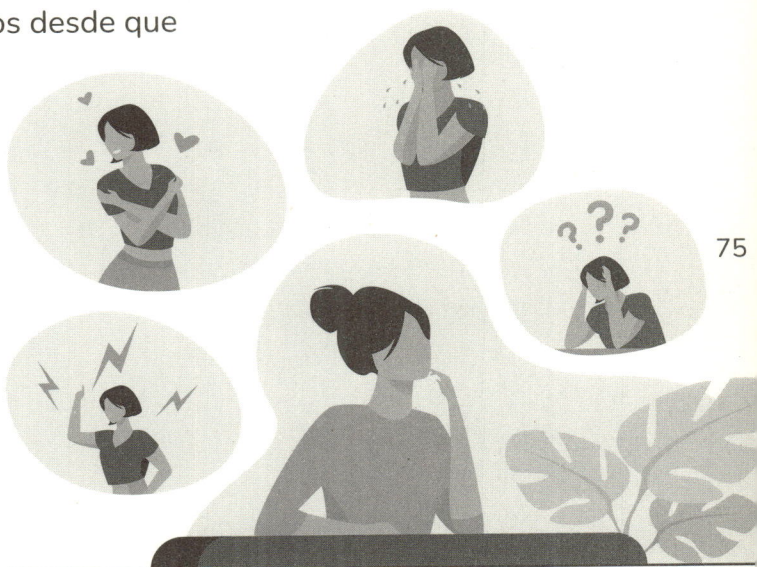

Para aprender sobre las emociones básicas, te recomiendo una película infantil que se titula *Del revés*: habla de las emociones básicas y cuenta cómo las vive una niña de tu edad. ¡Está genial! Te animo a verla. Y si la hubieras visto, vuelve a verla fijándote más en la relación entre las emociones y el comportamiento de la niña. **Las emociones básicas** (también llamadas «**emociones primarias**») son:

Alegría   Tristeza   Ira

Miedo   Asco

Veamos en qué consiste cada una de ellas. Vayamos por orden...

1 La **alegría** surge cuando nos sentimos satisfechos en el día a día. Sentimos alegría cuando nos ocurren cosas bonitas o positivas. Cuando alcanzamos metas que nos habíamos planteado o tenemos una sensación de placer o felicidad. Existen otras palabras que significan «alegría». Por ejemplo: entusiasmo, euforia, excitación, contento, diversión, placer, satisfacción, alivio, felicidad o diversión (Goleman, 1996).

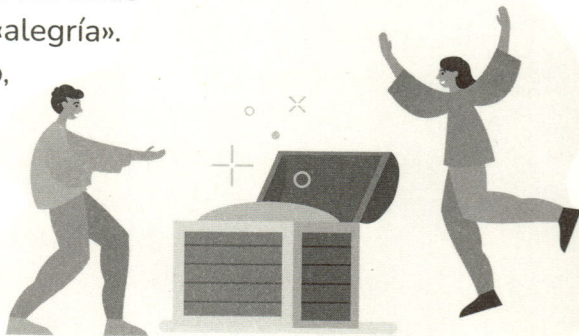

(2) La **tristeza** es una emoción que surge cuando sentimos una pérdida, ya sea porque alguien quiere alejarse de nosotros o por el fallecimiento de un ser querido. Pero también podemos sentir tristeza cuando los planes no salen como lo teníamos previsto, cuando no obtenemos el resultado esperado o pensamos que las cosas no van bien, cuando estamos separados de alguien importante para nosotros, nos rechazan o nos excluyen, cuando sentimos que no gustamos a las personas de nuestro alrededor o no nos valoran. Existen otras palabras que nos indican la tristeza. Por ejemplo: depresión, decepción, pena, dolor, pesimismo, desconsuelo, melancolía, soledad, morriña, disgusto, preocupación, desesperación o pesar (Goleman, 1996).

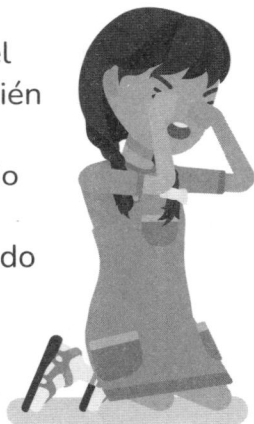

(3) La **ira** es una emoción que aparece cuando sentimos que nos faltan al respeto, nos insultan, sentimos dolor, nos interrumpen, las cosas no salen como queremos o no obtenemos lo que deseamos. Otras palabras emocionales que expresan ira son: rabia, cólera, rencor, odio, furia, indignación, resentimiento, agitación, irritabilidad, hostilidad, violencia, enojo, celos, envidia o impotencia (Goleman, 1996).

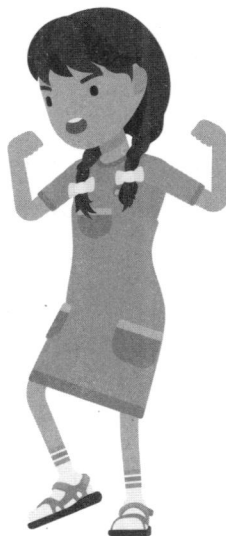

(4) El **miedo** es una emoción que surge cuando sentimos una amenaza. Por ejemplo, cuando nos sentimos solos o en situaciones en las que nos hemos alarmado, han pasado cosas dolorosas o hemos visto que otras personas lo han pasado muy mal o han sufrido. Algunas palabras que indican miedo son: temor, horror, pánico, terror, pavor, desasosiego, susto, fobia, ansiedad, aprensión o inquietud (Goleman, 1996).

(5) El **asco** es una emoción que aparece cuando sentimos un rechazo hacia un objeto, una comida, un animal, un olor o incluso una persona o una situación. Otras palabras que expresan asco son: hostilidad, repulsión, repugnancia, desprecio, rechazo, aversión o disgusto (Goleman, 1996).

Estas emociones básicas o primarias pueden impactar en el desarrollo de nuestra propia sexualidad. Por ejemplo, hay personas que sienten miedo o asco cuando viven situaciones en las que la sexualidad es la protagonista. Algunos ejemplos de estos casos pueden darse al experimentar el primer beso, o la primera vez que un niño ve pornografía.

Pero también existen otro tipo de emociones más complejas, las llamadas **emociones secundarias**. Estas emociones surgen de las emociones primarias, pero son más complejas porque interviene nuestro pensamiento. Son emociones con las que no nacemos, sino que las aprendemos entre los 2 y 3 años de edad.

Algunas de las emociones secundarias que pueden tener un impacto en la sexualidad son:

1 **Celos**. Surgen del miedo a perder alguna cosa o (más habitualmente) del miedo a perder a alguna persona que se considera propia o que se cree que al perderla ya no se recibirá afecto o amor.

2 **Vergüenza**. Surge cuando sentimos miedo a que los demás no nos acepten como somos, nos rechacen y no nos consideren válidos.

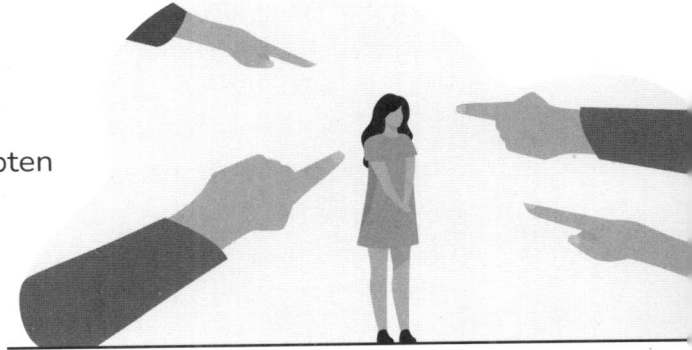

3 **Culpa**. Esta emoción es de tipo moral. Surge cuando uno cree que no ha hecho las cosas bien o como debería y esa emoción le supone mucha carga emocional. En muchas ocasiones, quienes sufren esta emoción creen que merecen un castigo.

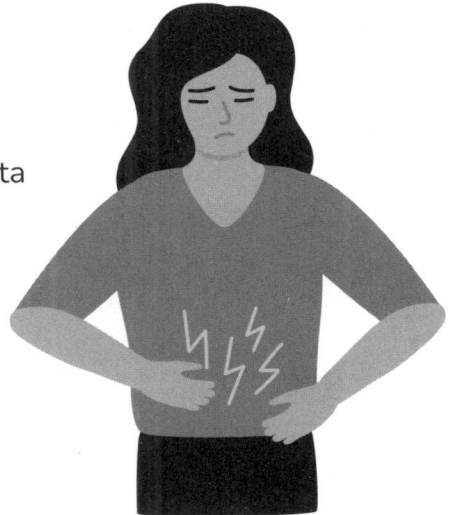

79

Todas estas emociones que acabamos de repasar transmiten mensajes. Cada vez que sentimos una emoción, es como si recibiéramos una carta que contiene un **mensaje:**

Alegría.
Nos avisa de que algo nos agrada, nos ilusiona o nos motiva.

Tristeza.
Nos avisa de una pérdida, ya sea externa o interna.

Ira.
Nos avisa cuando aparece una situación que obstaculiza algo que queremos, cuando nos sentimos atacados o una situación nos parece injusta.

Miedo.
Nos avisa de una amenaza.

Asco.
Nos avisa de que sentimos rechazo.

Celos.
Aparece cuando sentimos el peligro de sufrir la pérdida o disminución del amor de una persona que queremos.

Culpa.
Nos avisa de que hemos hecho algo mal, algo que va en contra de nuestros valores o creencias.

Vergüenza.
Nos avisa de un malestar con nosotros mismos, que surge al tomar conciencia de alguna carencia física, psicológica o social.

¿Sabías que podemos **sentir todas estas emociones en el cuerpo**? Suena un poco raro, ¿verdad?

Habitualmente, las emociones que nos generan malestar (como la tristeza, la ira o la vergüenza) las sentimos en el cuerpo con diferentes síntomas corporales. Veamos de qué forma se expresan esas emociones en las diferentes partes del cuerpo:

- **Cabeza**: Dolor de cabeza, sensación de ponerse rojo, apretar las mandíbulas, sensación de boca seca, zumbidos en los oídos, muchas ganas de llorar, nudo en la garganta.

- **Tronco**: Sensación de que no puedes respirar y de que te ahogas, sentir como si un elefante te estuviera aplastando el pecho, sentir que el corazón va muy rápido, dolor de tripa, nudo en el estómago, sudor en las manos, mucha energía...

- En el **cuerpo** en general: Sensación de mucho calor y luego de frío, dar muchas vueltas a los pensamientos, sensación de tener hormigas en las manos o los pies y que estas te hacen cosquillas...

Las emociones tienen sus **funciones**. Nos ayudan y nos sirven para algo. Pero... ¿PARA QUÉ?

FUNCIÓN ADAPTATIVA: NOS AYUDAN A AFRONTAR LO QUE OCURRE, A ADAPTARNOS A LAS CIRCUNSTANCIAS Y A GESTIONAR SITUACIONES. TAMBIÉN SIRVEN PARA LLEVAR A CABO CONDUCTAS DIRIGIDAS A UN FIN.

FUNCIÓN SOCIAL: FACILITAN LA INTERACCIÓN SOCIAL, LA GESTIÓN DE LA CONDUCTA DE LOS DEMÁS Y EL HECHO DE COMUNICAR CÓMO NOS SENTIMOS. POR EJEMPLO, LA FELICIDAD FAVORECE LOS VÍNCULOS SOCIALES Y LAS RELACIONES INTERPERSONALES, MIENTRAS QUE LA IRA PUEDE GENERAR RESPUESTAS DE EVITACIÓN O DE CONFRONTACIÓN.

FUNCIÓN MOTIVACIONAL: CUALQUIER ACTIVIDAD SE HACE EN UNA DIRECCIÓN Y CON UNA INTENSIDAD QUE VIENE DETERMINADA POR LAS EMOCIONES. POR EJEMPLO, SI ESTOY EN UNA SITUACIÓN QUE ME GENERA ALEGRÍA, PROBABLEMENTE ESO ME MOTIVARÁ A LLEVAR A CABO CONDUCTAS DE ACERCAMIENTO; SI ESTOY EN UNA SITUACIÓN QUE ME GENERA TRISTEZA, ES POSIBLE QUE ELLO ME MOTIVE A QUERER ESTAR SOLO/A.

Tras explicarte todo esto sobre las emociones, ¡te propongo tres ejercicios para trabajar las emociones en casa!

Ejercicio 1
El diario emocional

Esta actividad tiene como objetivo poder expresar tus emociones. Para ello, debes tener una libreta con páginas en blanco y lápices de colores. La idea es que dibujes tus propias emociones, esas emociones que sientes con intensidad en el día a día.

Puedes hacer dibujos o garabatos con mayor o menor detalle, según la emoción que estés sintiendo y el momento del día. Es aconsejable que tras hacer el dibujo puedas reflexionar y comentar el dibujo con ese adulto de tu confianza que te esté acompañando en la lectura de este libro.

Ejercicio 2
El alfabeto de las emociones

Este ejercicio tiene como objetivo que entiendas qué significa cada una de las emociones que hemos visto en este capítulo.

Es importante conocerlas y reconocerlas, ya que tienen un gran peso en el desarrollo de la sexualidad y permiten que el crucero de la sexualidad navegue de forma segura.

Para hacer este ejercicio necesitas tijeras, pegamento, una libreta y revistas o periódicos.

Deberás elegir aquellas fotografías de personas, animales o dibujos que expresen una emoción primaria o secundaria. Una vez escogidas las fotografías, recórtalas, pégalas en una libreta y escribe al lado el nombre de la emoción que corresponda a cada fotografía.

La finalidad de esta actividad es que elabores un alfabeto emocional para que reconozcas las emociones que sentimos de forma más habitual y que, además, pueden vivir también en nuestra sexualidad.

Ejercicio 3

Identificación de emociones a través de los cuentos

Esta actividad consiste en trabajar en la identificación de las emociones con libros o cuentos que te gusten.

Escoge el contenido de algunas de tus lecturas más recientes, en el que la escena esté representada por unos personajes.

En esta escena debe ocurrir algún suceso en el que intuyas que los personajes sienten alguna emoción.

A continuación, reflexiona sobre las siguientes preguntas con algún adulto de confianza:

- ¿Cómo crees que se siente el/la protagonista?
- ¿Es una emoción primaria o secundaria?
- ¿Por qué crees que se siente así?, ¿qué ha podido pasar para que sienta esa emoción?
- ¿En qué parte del cuerpo puede estar sintiendo esa emoción?

- ¿Crees que está actuando de forma correcta?
- ¿Qué harías tú en su lugar?
- ¿Qué puede hacer ese personaje para sentirse mejor?
- ¿Crees que ha actuado de forma errónea?, ¿qué no debería haber hecho?

Antes de pasar al siguiente apartado y tras leer esta primera parte del capítulo 4, ¿te has parado a reflexionar cómo es tu inteligencia emocional?

Te planteo algunas preguntas que pueden ayudar a que te conozcas mejor:

¿HASTA QUÉ PUNTO CONOZCO MIS PROPIAS EMOCIONES Y LAS DE LAS PERSONAS QUE ME RODEAN?

Piensa en algún problema reciente que haya surgido en tu entorno, ¿cómo te sentiste al respecto?, ¿dónde sentiste esa emoción?, ¿qué hiciste?, ¿de qué te quería avisar esa emoción? ¡Reflexiona y compártelo con algún adulto!

En la primera parte del capítulo hemos descrito las emociones primarias y secundarias. En qué consisten, qué significan y cómo las notamos en el cuerpo. ¡Hasta aquí, bien! Ahora hablaremos de un término que usamos mucho los psicólogos. Se trata de la **regulación emocional**.

Podríamos decir que las emociones las podemos sentir a diferente volumen. Por ejemplo, habrá situaciones o personas que puedan provocarte miedo o ira. Pero no todas las situaciones o personas que te provoquen esas emociones lo harán de igual manera o con la misma intensidad. Se podría decir que podemos medir las emociones con un termómetro. El «termómetro de las emociones» es una herramienta que nos ayuda a identificar la emoción que estamos sintiendo y con qué intensidad. Veamos una imagen como ejemplo:

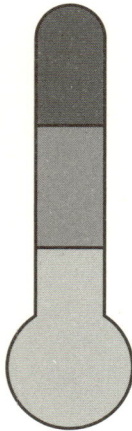

		Supercontento
		Muy contento
		Contento
		Supertriste
		Muy triste
		Triste
		Furioso
		Muy enfadado
		Enfadado
		Supernervioso
		Muy nervioso
		Nervioso

Cuando tenemos fiebre, nos ponemos el termómetro para medir la temperatura del cuerpo y comprobar si varía, y si pasamos de tener de 36,5 °C a 38 °C, sentiremos mucho malestar.

El termómetro de las emociones tiene la misma función: medir la intensidad o «temperatura» de las emociones. Puedes utilizar esta herramienta para identificar cómo te sientes después de haber vivido algo (por ejemplo, el enfado con un amigo) y comprobar en qué nivel de intensidad está esa emoción de ira o tristeza.

Pues bien, la **regulación emocional** es un proceso con el que las personas identificamos la emoción y la intensidad (a través del termómetro) y, por último, hacemos «algo» para volver a estar calmados y relajados.

Ese «algo» consiste en estrategias, actividades o ejercicios que nos ayudan y sirven para salir de los estados emocionales de muuuuuucha intensidad. Por ejemplo, cada vez que estoy muy enfadado y me dan ganas de romper una silla o cada vez que estoy tan triste que no quiero ver a nadie y prefiero quedarme llorando en la cama.

¿Cómo crees que es el nivel de intensidad emocional en los ejemplos que acabamos de describir?, ¿qué diría el termómetro emocional...? ¡Elevado! El objetivo de la regulación es bajar el nivel de intensidad y que el termómetro indique que hay calma. Para ello se necesitan algunas habilidades emocionales (Gratz, 2004):

Tener conciencia de cuáles son las emociones y dónde las sentimos.

Ser capaces de llevar a cabo nuestras responsabilidades diarias, como estudiar o ayudar en casa, a pesar de que sintamos emociones negativas.

Aceptar que sentimos emociones negativas, como tristeza o miedo.

Ser capaces de desarrollar estrategias sanas para disminuir la intensidad de las emociones.

Tras esta aclaración sobre la función de la regulación emocional, me gustaría que reflexionaras sobre cómo vives las emociones primarias y cómo actúas cuando te sientes bajo esas emociones. Por ejemplo, ¿qué haces cuando sientes mucho enfado?, ¿gritas, dices palabras malsonantes o te callas? ¿Qué haces cuando estás muy triste?, ¿lloras desconsoladamente?, ¿te metes en la cama durante todo el día?, ¿dejas de hablar a todas las personas que te rodean?

Es necesario que dediques un ratito a pensar sobre este asunto y que lo comentes con un adulto de tu confianza.

¿CÓMO ACTÚO?

EMOCIÓN

ALEGRÍA

TRISTEZA

IRA

MIEDO

ASCO

¿Ya? ¿Has descubierto algo nuevo? A partir de aquí te animo a reflexionar sobre qué estrategias utilizas para calmarte o relajarte cuando sientes un malestar emocional. Quizá este ejercicio te resulte un poco complicado porque nunca te has parado a pensar sobre ello. ¿Me equivoco? Elige una emoción y piensa cómo la sientes, cómo la expresas y qué haces al respecto. ¿Ya? ¿Crees que lo que haces cuando sientes enfado o estás triste te hace sentir mejor?

¡Te voy a ayudar con algunas pistas sobre cuáles son las mejores **estrategias** para regularnos emocionalmente! Y dividiré estas estrategias en tres grupos: **realizar ejercicio físico, tener aficiones y tener un horario.** ¿Tú haces todo esto en tu día a día o algunas veces a la semana? Hablemos de su importancia.

EJERCICIO FÍSICO

El ejercicio físico es una buena herramienta y muy eficaz para regular las emociones, es decir, para bajar la intensidad emocional. Y quizá te preguntas por qué.

El deporte hace que liberemos una sustancia en el cerebro que se llama ENDORFINA. Cuando se liberan las endorfinas en el cerebro porque practicamos algún deporte, se genera una sensación que nos hace sentir muy bien.

Nos ayuda a sentir emociones positivas y, por lo tanto, a sentirnos más felices y menos tristes y nerviosos. Además, también ayuda a que durmamos mejor (del sueño hablaremos más adelante).

También aumenta la autoestima y la confianza de las que hablamos en el capítulo 3, hace que nos sintamos mejor con nosotros mismos y esta sensación nos lleva a ser un poquito más felices.

Por último, también se ha demostrado que el ejercicio físico disminuye una sustancia llamada CORTISOL.

¿Has oído hablar de ella? Es una hormona que liberamos cuando estamos muy nerviosos. Seguramente te suene la palabra «estrés». El estrés se produce cuando tenemos situaciones difíciles en el día a día que nos hacen poner nerviosos y tensos. En momentos así, se libera cortisol, que también se considera como la hormona del estrés. Cuando tenemos estrés, sentimos malestar en el cuerpo.

Para combatirlo, el ejercicio físico nos ayuda a reducir los niveles de esa hormona, de manera que disminuye el malestar y alcanzamos cierto bienestar. Es decir, el ejercicio físico nos ayuda a estar tranquilos y en paz.

Aquí te presento algunos deportes que pueden ayudarte a regularte emocionalmente: atletismo, ciclismo, patinaje, fútbol, tenis, baloncesto, balonmano, natación, pádel, gimnasia, hockey, escalada, voleibol, danza... ¡Aunque hay muchísimos más; busca el que más te guste!

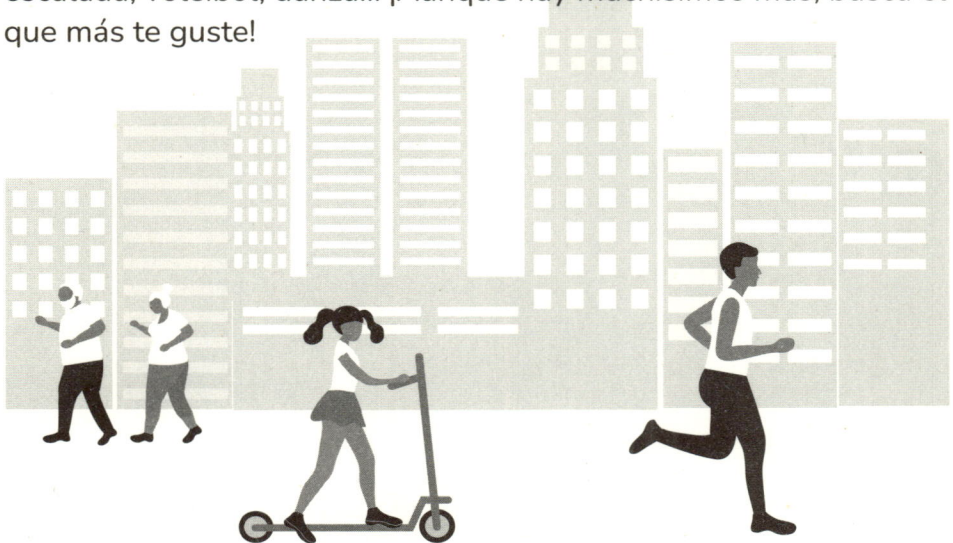

AFICIONES

Disfrutar de aficiones en nuestro tiempo libre tiene el mismo efecto positivo en nuestro cuerpo y mente que el ejercicio físico. Así que no nos vamos a repetir.

Uno de los objetivos de desarrollar aficiones es regularse emocionalmente para disminuir las emociones negativas que podamos sentir en el día a día.

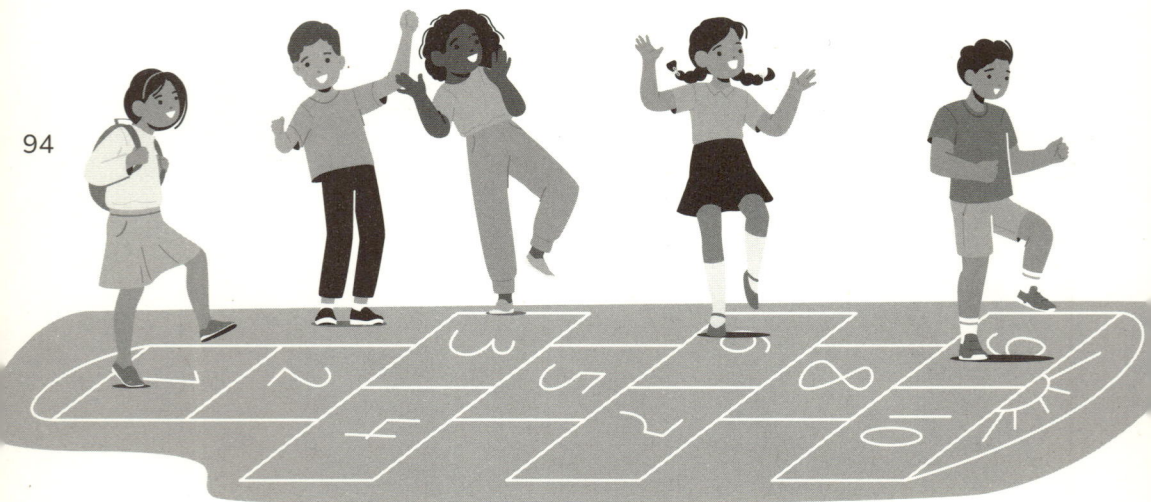

Aquí te dejo un listado muy amplio para que puedas elegir ¡Elige una e intenta empezarla! Algunas actividades son más fáciles de realizar y otras te llevarán más tiempo y dedicación. ¡Escoge alguna acorde con tu forma de ser, tu tiempo y estilo de vida!

Algunos ejemplos de aficiones:

COLECCIONAR COSAS (MONEDAS, CONCHAS, ETC.).

IR DE VACACIONES.

MEDITACIÓN.

ESCUCHAR MÚSICA.

TOMAR EL SOL.

CONOCER A GENTE NUEVA.

ESCUCHAR A LOS DEMÁS.

LEER.

ESCRIBIR UN DIARIO O CARTAS.

ESCRIBIR CUENTOS.

DIBUJAR.

HACER VOLAR COMETAS.

TENER REUNIONES FAMILIARES.

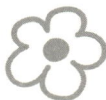

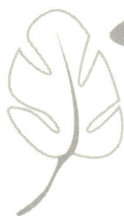

HACER EXCURSIONES.

CANTAR.

IR DE ACAMPADA.

IR A NAVEGAR.

TOCAR UN INSTRUMENTO MUSICAL.

IR A LA PLAYA.

PLANEAR UNA FIESTA.

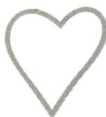

HACER TRABAJOS DE ARTESANÍA (COSER, CERÁMICA, PINTAR).

COCINAR.

CAMINAR POR EL BOSQUE (O FRENTE AL MAR).

IR A VER CONCIERTOS Y OBRAS DE TEATRO.

HACER FOTOGRAFÍAS.

IR A PESCAR.

VER FOTOGRAFÍAS.

JUGAR CON ANIMALES.

BAILAR.

JUGAR A JUEGOS DE MESA.

IR DE PÍCNIC.

HACER CRUCIGRAMAS.

HABLAR POR TELÉFONO.

ESCUCHAR LA RADIO.

IR A UN MUSEO.

JUGAR A LOS BOLOS.

TENER UN ACUARIO.

HACER ROMPECABEZAS, MAQUETAS O PUZLES.

MONTAR A CABALLO.

(Adaptación de «El programa de actividades agradables para el adulto» de M. M. Linehan, E. Sharp y A. M. Ivanoff, noviembre de 1980, artículo presentado en el encuentro de la Association for Advancement of Behavior Therapy, Nueva York).

HORARIO

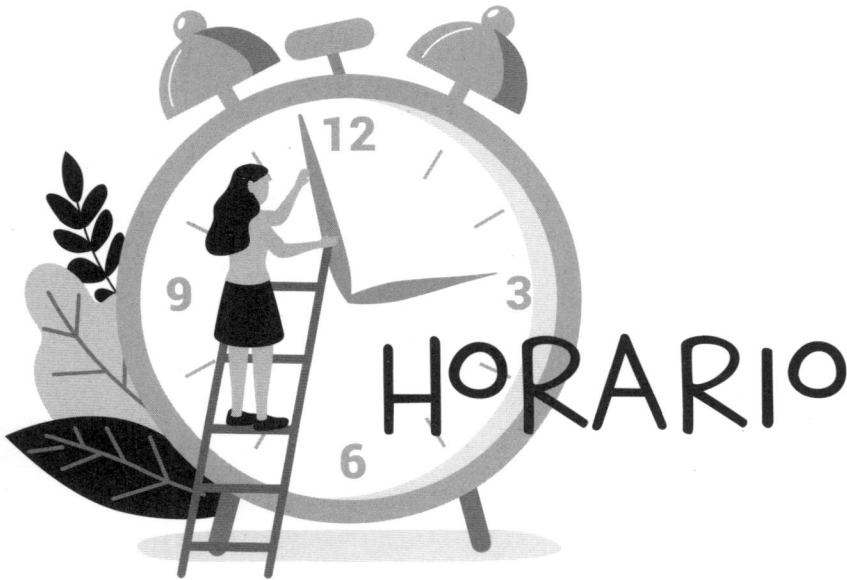

¿Por qué es importante tener un horario para gestionar las emociones? Te puede sonar a consejo de mayores, ¡pero para nuestra salud mental es muy importante organizarse un horario!

Nos ayuda a tener orden en el día a día, a organizar nuestras obligaciones (como ir al colegio o estudiar) y a organizar hábitos saludables. Además, nos ayuda a ser más eficaces en las obligaciones, que en vuestro caso son llevar el estudio y las tareas al día.

En ocasiones nos organizamos horarios, pero, o no los cumplimos o nos abruman demasiado. ¡Te voy a ofrecer algunos *tips* para ayudarte a organizar un horario y poder cumplirlo sin agobios!

(1) Ponte metas y objetivos. Las actividades que hacemos de forma rutinaria deben orientarse a cumplir estas metas y objetivos. Un buen ejercicio es escribir nuestras metas y las actividades que podemos hacer para alcanzarlas. Por ejemplo: portarme bien en casa, aprobar la asignatura de inglés o empezar a hacer ejercicio físico. Estas metas deben tener ciertas características: han de ser propias (de uno mismo), lo más concretas posibles, está bien que sean pocas pero importantes, y debes considerar si es posible alcanzarlas.

(2) Prográmate actividades diarias. Organizar las actividades del día a día facilita el desarrollo personal y, por lo tanto, regula las emociones. Para ello te propongo hacer una lista diaria de lo que tienes que hacer y de lo que te gustaría hacer. Luego clasifica estas actividades diarias en tres grupos.

El primer grupo (tipo 1) se refiere a las actividades que hay que hacer de forma obligatoria y que urge hacerlas en el mismo día.

En el segundo grupo (tipo 2) hay las actividades que son importantes, pero no es necesario que se hagan ese mismo día.

Y por último, las actividades del tercer grupo (tipo 3), que pueden esperar.

Cuando hayas hecho la lista con los tres grupos de actividades, organiza el día poniendo primero las que tienes que completar con un horario. Empieza por las de tipo 1, por ejemplo, ir al colegio, ir a la extraescolar de patinaje o fútbol, o cenar toda la familia junta.

En los huecos que queden libres, incluye las actividades del tipo 2, y si aún te quedan espacios libres, añade las actividades del tipo 3. Si no dispones de tiempo suficiente, prioriza las actividades del tipo 2 y luego las del tipo 3.

③ Programa en el horario los diferentes tipos de actividades. En primer lugar, organiza las actividades en orden de preferencia, de las que más te gusten a las que menos. Una buena idea es dejar las actividades más agradables para el final del día, ¡pueden servir como premio! Para cada actividad, te puede ayudar si reservas un tiempo que sea superior al que tú preveas. Por ejemplo, si crees que tardarás media hora en realizar la actividad, mejor que planifiques 50 minutos. De esta manera, si ocurre algo o surge algún imprevisto, tienes margen. ¡Y si acabas antes de lo previsto, tendrás tiempo libre para hacer otras actividades que te apetezcan! También es necesario hacer pausas entre las actividades que te hayas organizado. Y por último, aparte de incluir actividades que sean obligatorias, incluye aquellas que te hagan sentir una gran satisfacción, como algunas de las que hay en la lista del apartado anterior, las referidas a las aficiones.

Se acaba de describir tres grupos de **estrategias efectivas** para regularnos emocionalmente. Se trata de actividades que podemos hacer.

Pero quiero añadir otros tres tipos de estrategias relacionadas con las **funciones básicas**: el sueño, la alimentación y la respiración.

Son aquellas conductas que necesitamos desarrollar para mejorar nuestra calidad de vida, por el bien de la propia salud física y mental.

ESTRATEGIAS DE REGULACIÓN EMOCIONAL:

PRIMER GRUPO:

1. EJERCICIO FÍSICO

2. AFICIONES

3. HORARIO

SEGUNDO GRUPO:

1. SUEÑO

2. ALIMENTACIÓN

3. RESPIRACIÓN

SUEÑO

Dormir las horas necesarias es esencial para nuestra salud mental. Existen unas pautas (Adaptado de la guía del sueño de Sanitas) para ayudarnos a dormir mejor y que nos levantemos descansados. Aquí aparecen señaladas las más importantes para los chicos/as de vuestra edad:

Acostarse y levantarse a la misma hora.

Dormir, al menos, entre 8 y 10 horas.

Tomar una cena ligera y esperar un ratito antes de irse a la cama. Para evitar acostarse con sensación de hambre, puede ir bien tomar un vaso de leche caliente. Ayuda a relajarnos.

Hacer deporte, pero evitar hacerlo a última hora de la tarde.

Evitar ver pantallas cuando se esté en la cama. Es recomendable no llevarse el móvil o la tableta a la cama, y dejarlo siempre fuera de la habitación.

No echarse una siesta demasiado larga. El tiempo adecuado es echar una cabezada de entre 20 y 30 minutos.

Aplicar estas pautas en nuestra vida facilita que tengamos mejor inteligencia emocional, puesto que estamos más descansados y entonces tenemos mayor capacidad de controlar nuestras emociones, o nos es más fácil disminuirlas cuando el volumen de las emociones es muy alto (Weber, *et al.*, 2003; Soffer-Dudek *et al.*, 2011; Yoo, *et al.*, 2007).

ALIMENTACIÓN

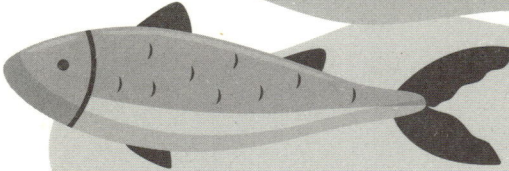

Mantener un hábito de orden en las comidas y una dieta equilibrada tiene un gran impacto en la regulación de las emociones. Ayuda al organismo a conservar un estado de ánimo estable y alegre, por lo que se reduce la presencia de emociones negativas.

Cuando comemos de forma saludable, es más probable que sintamos mayor bienestar y tengamos más energía para afrontar las actividades diarias. Cuando la dieta está basada en alimentos poco nutritivos (como los azúcares), se desequilibran esas sustancias que se encuentran en el cerebro y se llaman «neurotransmisores» (las hemos visto en el capítulo 2). Este desequilibrio causa cambios de humor repentinos y que las personas pasen de estar contentas a estar tristes con facilidad, o que sientan mayor enfado.

¡Te animo a hacer entre 3 y 5 comidas al día! El desayuno es muy importante para afrontar la mañana en el colegio. Será necesario un almuerzo a media mañana, porque seguramente te habrás levantado muy pronto. Al mediodía, es aconsejable hacer la comida con alimentos nutritivos y saludables. Al salir del cole, puedes tomar algo en la merienda, y finalmente cenar.

Dentro de los alimentos, deben estar muy presentes las verduras, hortalizas y frutas. Se recomienda tomar de 2 a 3 raciones de verduras y hortalizas al día, y entre 3 y 4 raciones de fruta. Por último, se debe consumir huevo, frutos secos, carne blanca o pescado entre 1 y 3 veces al día. También es muy necesario el aceite de oliva (no debemos olvidárnoslo), así como moderar el consumo de bollería y chucherías. ¡Recuerda que son alimentos que no nos benefician a nivel físico ni emocional!

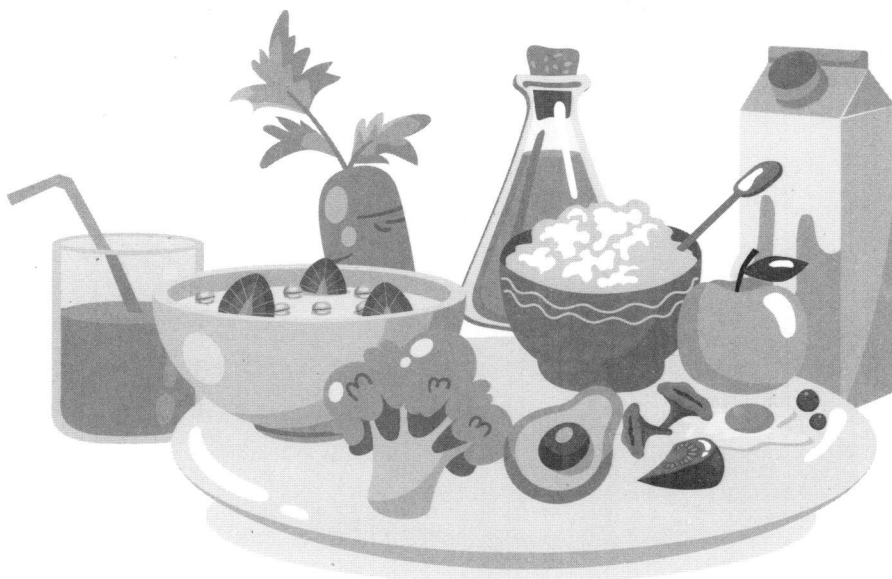

RESPIRACIÓN

Las emociones negativas provocan que nuestra respiración vaya a mayor velocidad, con lo que la respiración se vuelve más superficial. Y esto ¿por qué pasa? Bueno, para empezar la explicación debemos recordar que los pulmones son los órganos del cuerpo que nos ayudan a respirar.

Cuando estamos impregnados de emociones negativas por nuestra vida cotidiana (por ejemplo, por las cosas que nos van pasando en el colegio, en casa o con los amigos), no utilizamos toda la capacidad que tienen nuestros pulmones para respirar. Este hecho tiene unas consecuencias en el cuerpo, ya que el nivel de oxígeno que necesita nuestro cuerpo para vivir con calidad no es el adecuado.

Además, nuestro corazón necesita trabajar más y latir más rápido, lo que puede provocar la aparición de cansancio o sentimientos de tristeza. Cuando nos detenemos a respirar tranquilamente y metemos mucho aire en nuestro cuerpo, el corazón late más tranquilo y notamos mayor bienestar.

Quizá nunca has sido consciente de los beneficios de respirar de forma sosegada y tranquila, ¡con lo importante que es!

Te propongo un ejercicio que se suele utilizar mucho con niños. Se llama «El ejercicio de respiración de la tortuga». Sirve para ayudar a los pequeños y a los no tan pequeños... a calmarse y a concentrarse en su respiración. En este juego, se indica que imites a una tortuga. Podrás recurrir a este ejercicio cuando sientas enfado o inquietud.

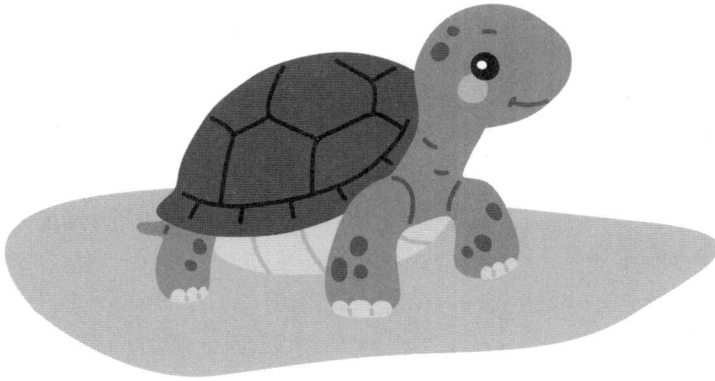

A continuación, veremos los pasos del ejercicio:

Ejercicio de
Respiración de la tortuga

1 En primer lugar, siéntate en el suelo. Junta la barbilla contra tu pecho, pega los brazos al cuerpo, junta las piernas y cierra los ojos.

2 ¿Ya? ¿Ya estás en postura de tortuga? Ahora, con los ojos cerrados, imagina que eres una tortuga y que inhalas por la nariz lentamente. Llena de aire el abdomen a la altura de la tripa, como si quisieras inflar un globo de color rojo que se encuentra en tu interior.

3 Cuando ya hayas cogido mucho aire (y, en tu imaginación, hayas inflado ese globo) y no puedas meter más aire, suelta poco a poco el aire por la boca.

4 Repite este proceso varias veces imaginando que eres una tortuga tranquila y relajada. La respiración requiere entrenamiento. Cuanto más entrenes, más capacidad de respiración tendrás y, por lo tanto, de relajación.

Podrás poner en práctica este ejercicio en casa, con ejemplos de situaciones en el hogar que te enfaden, o que te pongan tan nervioso que te hagan perder el control. Puedes utilizar la palabra «¡TORTUGA!» como palabra clave para dar comienzo a la técnica en situaciones en que sea necesaria.

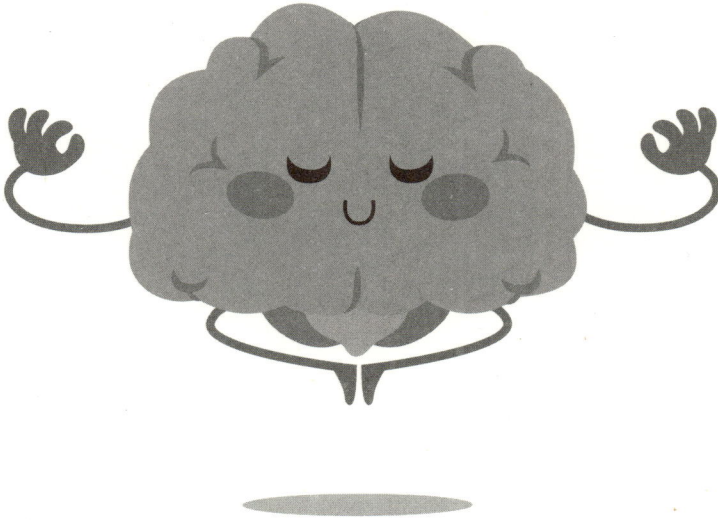

Bueno... ¿Y qué tiene que ver TOOOOOODO esto con la sexualidad? ¡En realidad, mucho! Veamos por dónde empezamos...

Retrocedamos un poco, hasta el capítulo 2. ¿Recuerdas que hablamos de la **dopamina**? Pues bien, cuando se tiene una conducta sexual, nuestro cerebro libera dopamina. Repasemos de qué se encarga esta sustancia cerebral. La dopamina es el neurotransmisor que se libera en nuestro cerebro cuando se experimenta una conducta placentera.

Habitualmente, las **conductas sexuales** van de la mano de la sensación de placer. Pero además de placer, las conductas sexuales tienen como consecuencia que el cuerpo se relaje y las emociones negativas se esfumen. Esas conductas sexuales son: **tener una relación sexual** con una persona (lo explicamos en el capítulo 2), la **autoestimulación**, es decir, darse placer sexual a uno mismo, y otras conductas que se pueden realizar a través de internet, como el consumo de pornografía (esto lo explicaremos en el capítulo 5, pero seguramente ya sabes de qué se trata).

Estas conductas de tipo sexual te pueden ayudar a **gestionar tus emociones** y a **descansar con el sexo**.

Existen otro tipo de conductas que pueden ayudar a gestionar las emociones, pero que no son estrategias sanas (como beber alcohol, fumar tabaco, consumir drogas o comer mucho y muy rápido). Este tipo de conductas pueden tener consecuencias negativas en nuestro cuerpo y nuestra mente, como son las **adicciones**. ¿Sabes qué significa esta palabra? Las adicciones son comportamientos que, como producen placer y el placer tiene beneficios en nuestro organismo a corto plazo, el cerebro te pide que los vuelvas a repetir.

Por ejemplo, si fumas tabaco, tu cuerpo te pedirá que lo hagas muchas veces y todos los días. Sabemos que el tabaco tiene graves repercusiones en nuestra salud; además, nos quita la libertad porque nos hace depender de una sustancia para relajarnos.

Con el sexo puede ocurrir algo parecido, que dependamos de conductas sexuales (como, por ejemplo, consumir pornografía) para descansar o disminuir el enfado.

¡Te animo a que no utilices el sexo para descansar ni como estrategia de regulación emocional! Dispones de un montón de estrategias para regular tus emociones, pero tienes que saber escuchar las emociones e identificarlas para luego saber qué hacer con ellas.

¡Recuerda que el corazón es donde sentimos las emociones, es la gran sala de máquinas! Es necesario que esas máquinas tengan un funcionamiento adecuado para que el barco de la sexualidad llegue a su destino.

¡ESCUCHA, IDENTIFICA Y REGÚLATE!

Tienes una gran variedad de actividades para descansar, pasártelo bien y encontrar la calma. ¡Una inteligencia emocional desarrollada te permitirá vivir una sexualidad sana y libre!

CAPÍTULO 5

EL PERSONAL DE SERVICIO.
LA EDUCACIÓN SEXUAL: DISPOSITIVOS ELECTRÓNICOS VS. PADRES/MADRES/TUTORES/ PROFESORES/MONITORES

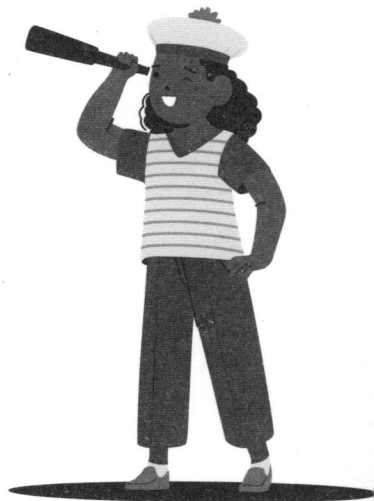

Bueno, ¡ya estamos en el último capítulo del libro! ¡Enhorabuena por haber llegado hasta aquí! Este capítulo es muy importante, ya que hablaremos de los riesgos que puedes encontrar en tu camino al iniciar la vida sexual.

A algunos ya se les habrá despertado el deseo sexual porque han comenzado la etapa de la adolescencia, y otros aún no habrán vivido ese despertar. En cualquier caso, es muy necesario conocer esta información, por los riesgos que pueda entrañar.

Puede que ya te suene por compañeros/as de clase; y si no te suena, es probable que en un tiempo te topes con ello. Pero no hay de qué asustarse, ¡solo hay que estar preparados/as y conocer la información!

En este último y quinto capítulo hablaremos del PERSONAL DE SERVICIO del crucero de la sexualidad. ¿Recuerdas quiénes eran?

Son las personas que se dedican a que todos los pasajeros estén bien atendidos y puedan pasárselo súper bien.

Algunos ejemplos: los monitores de tiempo libre, el socorrista de la piscina, el recepcionista, el botones que te acompaña con las maletas hasta el camarote, el enfermero del barco que te atiende cuando te haces una herida, los camareros y cocineros que hacen la comida...

EN FIN, ¡EN UN CRUCERO HAY MUCHAS PERSONAS EN EL SERVICIO QUE TRABAJAN PARA QUE TU VIAJE SEA CONFORTABLE!

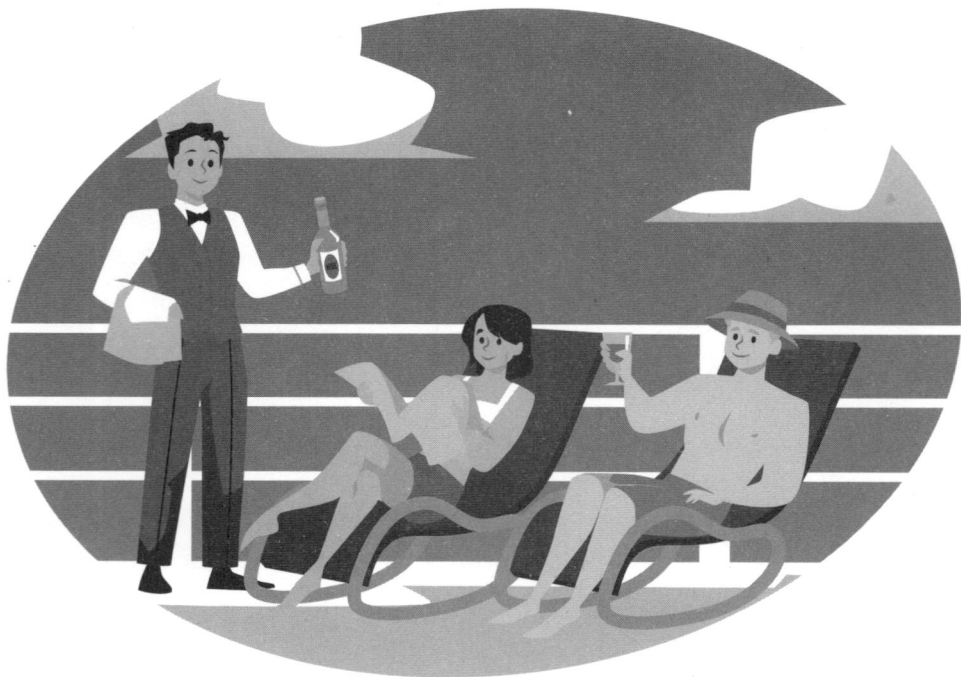

Son las personas que te rodean en esa experiencia. Su objetivo es que te entretengas, ¡y que te lo pases genial!

Como vimos en el primer capítulo, en el crucero de la sexualidad podrás encontrar servicios que te rodean y te ofrecen entretenimiento. ¡Vamos a concretarlo!

Hoy en día nos entretenemos y divertimos mucho con las pantallas. El móvil, la tableta, el ordenador... En sí, no son objetos «malos» y puedes aprender mucho de sexo a través de ellos. Aunque sucede una cosa... Mucho de lo que ves ahí no es real, y es dañino para ti. ¡Y es muy importante que conozcas esos riesgos y cómo pueden afectarte!

Te animo a que mires a tu alrededor. Fíjate en esas personas que te pueden ayudar a vivir una sexualidad sana. Tu padre, madre, tutor/a, monitores, profesores...

¡Ellos son ese personal de servicio que quieren que vivas en un crucero de la sexualidad donde te diviertas y que sea sano y seguro para ti! En cuanto al rol de estas personas, son las responsables a la hora de acompañarte y educarte en la sexualidad; en concreto, tu madre, padre o tutor/a. Ellos son el principal personal de servicio, que estará a tu lado para hablar de sexo y ser guías, mientras que tus profesores y monitores son ese personal que actuará como recursos de apoyo para tu padre, madre o tutor/a y que puede ayudarte a completar esa información relacionada con la sexualidad.

Además, padres, madres, tutores y profesores se pueden combinar para ayudar y ejercer como guías seguros y preocupados por el desarrollo sano de tu sexualidad.

Así pues, podemos decir que hay **dos tipos de servicio**: Por un lado, los servicios en sí, es decir, los **dispositivos electrónicos**. Es al que más acuden los adolescentes y jóvenes para aprender de sexo, pero lo que ocurre es que esa fuente de educación sexual no es ni segura ni sana.

Tiene sus riesgos y consecuencias. Por otro lado, como ya hemos comentado, está el **personal de servicio** de referencia: padres, madres y tutores, además de otros adultos de confianza, que son profesores, monitores o acompañantes.

¿Qué podemos encontrar en el móvil relacionado con la sexualidad? Quizá todavía no te hayas encontrado con contenido sexual en tus dispositivos electrónicos, o quizá sí, en tu móvil o en el móvil de un amigo/a o compañero/a. Comencemos por describir una de las principales fuentes de educación sexual a la que muchos menores de hoy en día acuden para aprender de sexo.

En internet, el tipo de contenido sexual al que los menores acceden con mayor frecuencia es la **pornografía**.

Este contenido puede que esté normalizado y aceptado en tu grupo de amigos, pero entraña sus peligros, ¡y debes conocerlos!

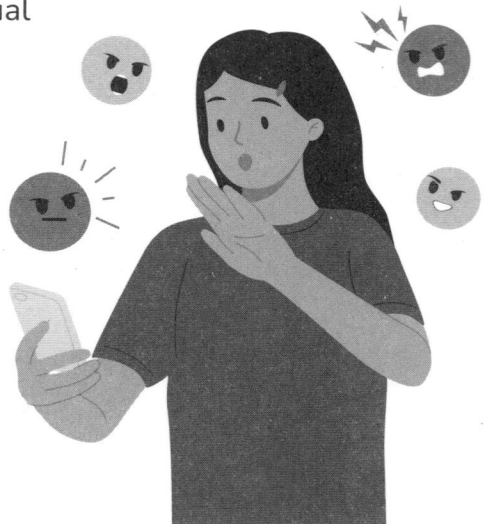

La pornografía es un conjunto de materiales, imágenes o reproducciones de la realización de actos sexuales con el fin de provocar que la persona que lo está viendo se excite sexualmente.

CIENCIA FICCIÓN

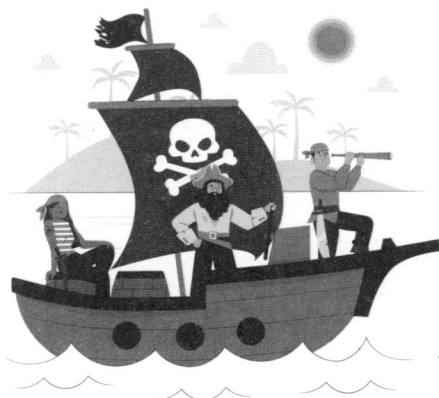

La pornografía es ciencia ficción. Es la ciencia ficción del sexo. Lo que estás viendo no es real.

Los cuerpos de los protagonistas y las actividades que llevan a cabo no son reales. Quizá en tu interior pienses: «Sí que es real porque está grabado». Sí, es cierto. Pero es posible que esas personas se hayan operado para poder entrar en la industria de la pornografía y grabar este tipo de vídeos, y también hay un trabajo de montaje para construir las escenas: las personas que trabajan detrás de las cámaras van uniendo las imágenes para que queden espectaculares, pero en realidad es un montaje, no es del todo cierto.

LA PORNOGRAFÍA, UNA GRAN MENTIRA

¿Y qué pasa si veo pornografía?

Estas son algunas de las cosas que les pasan a las personas que ven pornografía durante mucho tiempo:

· Comienzas a ver a las personas como un objeto en vez de verlas como a personas.

· Intentas imitar lo que ves en los vídeos. Esta imitación no es sana, porque es muy difícil vivir una vida como si se tratara de una película de ciencia ficción. Lo más probable es que las chicas te rechacen por eso.

· Puede que seas más violento/a cuando trates con chicas porque en la pornografía los protagonistas no se tratan con buenas formas. Utilizan la agresividad.

· Otra de las cosas que puede pasar es que, en vez de tener relaciones enmarcadas en la intimidad y el afecto, tengas ganas de hacer cosas «raras» o agresivas en que la afectividad no es protagonista. En estos casos, solo es protagonista tu cuerpo.

· Puedes terminar desarrollando una adicción. Como ya hemos dicho antes, una adicción consiste en que una persona no puede vivir sin realizar una conducta determinada. Por ejemplo: fumar, beber, consumir drogas, jugar a videojuegos o ver pornografía. Estas personas sufren mucho.

Después de haber visto las posibles consecuencias, puede que pienses: «A mí eso no me va a pasar».

Te daré dos argumentos para que reflexiones, y para que decidas en un futuro:

Industria de la pornografía

Los protagonistas de las escenas de esos vídeos son personas reales. Con sus vidas, sus problemas, sus familias...

Normalmente, los hombres y mujeres que trabajan detrás de las cámaras son personas que tienen vidas muy difíciles y quizá no tengan otra opción de trabajo.

Por otro lado, a las actrices les piden que hagan escenas donde deben realizar actividades sexuales en las que ellas no se encuentran cómodas. Para que puedan grabarlas, se tienen que drogar o emborrachar y así no se acuerdan de lo que han grabado.

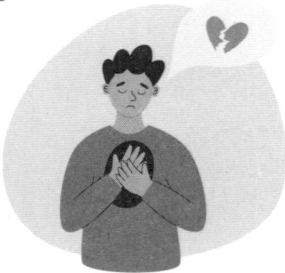

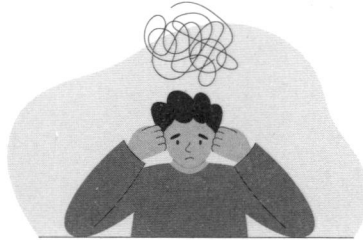

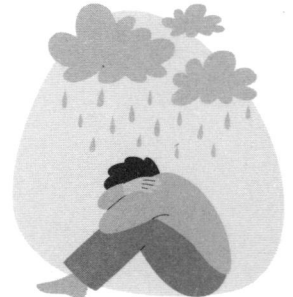

Con esto quiero concienciaros de que las personas protagonistas de la pornografía **sufren** mucho. Algunas actrices han podido dejar ese trabajo, pero no han conseguido que las imágenes en las que ellas participan se borren de internet. Algunas han contado cómo les hace sufrir que muchas personas se diviertan viéndolas en esos vídeos.

Al fin y al cabo, la pornografía es uno de los grandes negocios mundiales que genera millones de euros.

Cerebro

Como hemos dicho en capítulos anteriores, el cerebro es el órgano sexual más importante del cuerpo, porque envía mensajes a nuestros órganos sexuales para que llevemos a cabo conductas sexuales. Por ejemplo: darnos un beso, un abrazo o realizar una conducta sexual. El cerebro en la adolescencia (la etapa en la que quizá ya te encuentras) es muy vulnerable, ya que se está formando y hay que protegerlo de conductas que nos hagan daño. Todo el mundo sabe que fumar o consumir drogas no es bueno para la salud, ¿verdad? Pues con la pornografía pasa lo mismo. Afecta a nuestro cerebro.

Pero... ¿cómo? Cuando tu cerebro ve una escena de pornografía, le llama mucho la atención, se queda sorprendido y quiere ver más porque la sensación que le produce es de «placer y felicidad». De la sensación de placer se encarga esa sustancia que tenemos en el cerebro que se llama **dopamina.** ¡Sí, otra vez la dopamina! Para poder seguir sintiendo esa sensación, tu cerebro quiere ver más y más y más. Eso significa que te pide más dopamina porque tiene hambre, y para darle de comer tienes que ver más pornografía, hasta el punto de que podría resultarte muy difícil vivir sin ver esos vídeos y dejarías de hacer cosas como estudiar, jugar con tus amigos o hacer deporte.

El cerebro llega a este punto cuando ya se ha desarrollado una adicción a la pornografía.

Es importante aclarar que no todo el mundo que ve pornografía desarrolla una adicción de este tipo.

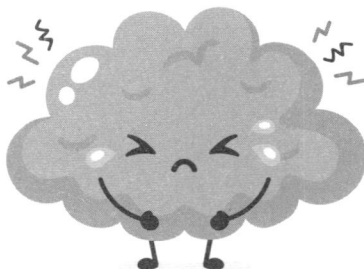

«¿Por qué puede que tenga ganas de ver pornografía?»

Quizá te hagas esta pregunta. Te daré algunos de los motivos por los que un chico de tu edad puede tener **curiosidad** por ver pornografía. Los tres motivos más comunes en chicos de tu edad son:

- Por la etapa en la que te encuentras: la **adolescencia**. Es normal que sientas curiosidad y quieras saber sobre sexo, ya que la revolución hormonal que estás sufriendo hace que tengas ese impulso. Te animo a que no recurras a la pornografía para saber sobre sexo, porque lo que ves allí no es real. Vas a aprender de una fuente equivocada. La mejor opción es que preguntes las dudas que tengas a tu padre, madre o tutor/a. Y si te da vergüenza, puedes acudir a otro adulto de confianza, como un/a profesor/a, monitor/a u otro familiar. Acude a alguien que te quiera.

- Porque **todos tus amigos lo hacen**. En la adolescencia es muy importante lo que opinen tus amigos. Es un momento de la vida en el que puedes hacer o probar cosas para ser guay y no ser un pringado. En el tema de la pornografía, si crees que tus amigos la consumen pero tú, en el fondo, prefieres no verla porque sabes que es dañina... ¡atrévete a decir que no! ¡Sé valiente!

- **Para gestionar las emociones** en momentos como: cada vez que te enfadas con tu hermano o tu padre, cuando estás triste porque tu madre te ha regañado por lo de siempre o porque te han dado una mala nota, cuando estás aburrido porque ya has terminado de estudiar o queda media hora para la cena y no sabes muy bien qué hacer, o cuando sientes nervios porque al día siguiente tienes un examen de matemáticas bastante difícil. El consumo de pornografía te relaja y te hace sentir bien por un corto periodo de tiempo. Es una actividad de acceso fácil y que no conlleva esfuerzo.

Te animo a que cuando sientas enfado, tristeza, aburrimiento o nervios escojas otras maneras de relajarte y divertirte. ¡Hay muchas!: hacer deporte, llamar a un amigo, tocar un instrumento, leer, jugar con tus hermanos... Lo que más te guste. (¿Por qué no recurres a tu lista de aficiones?).

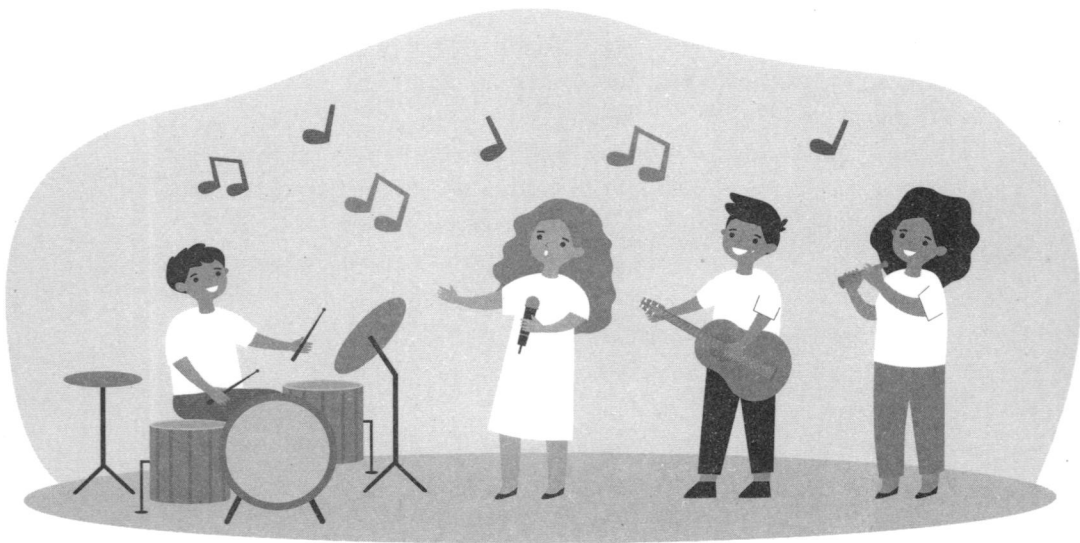

Lo siguiente está dirigido a quien ya haya visto pornografía porque se lo ha enseñado un amigo, primo, vecino o compañero, o a quien mientras navegando por internet le haya saltado pornografía.

Te voy a presentar el plan **PUEDO**:

P de «Parar de mirar»

Bastan pocos segundos para que una imagen pornográfica se fije en la memoria y despierte el deseo de consumir más. Si se te presenta la imagen, cierra los ojos. Y si te salta una imagen de pornografía en el portátil, móvil o tableta, cerrar o apagar el dispositivo sin mirar la pantalla es mejor que intentar cerrar la página, porque muchos iconos de cierre son falsos.

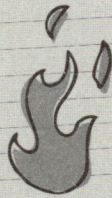

U de «Un adulto de confianza»:

Mantener la pornografía en secreto nunca es buena idea. Las imágenes de pornografía pueden molestarte más si no se lo cuentas a nadie. Es muy bueno que un adulto de confianza lo sepa. Si te resulta difícil hablar de ello, puedes escribirlo en una nota, y así mamá, papá o el tutor/a sabrá que tienen que hablar contigo: «Mamá, hoy he visto una imagen que...».

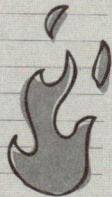

E de «Etiquetar lo visto»:

Si te topas con pornografía, te aconsejo que digas en voz baja: «¡Eso es pornografía!». Ponerle nombre ayuda a tu cerebro a saber lo que es, y a rechazarlo.

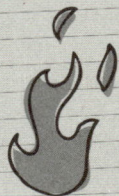

D de «Distraerme con otra cosa»:

Si te molesta una imagen, puedes distraerte con otra cosa positiva, interesante, o que implique un esfuerzo físico (como ir en bici o jugar a algo divertido). Si te distraes al tomar esa decisión, haces muy fuerte a la parte del cerebro que regula el autocontrol, la voluntad y la distinción entre el bien y el mal.

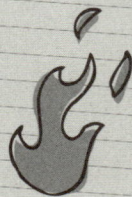

O de «Ordenar al "cerebro de pensar" que mande»:

Tenemos dos cerebros: el cerebro de sentir (el que te hace sentir bien) y el cerebro de pensar. Puedo decidir no volver a mirar pornografía incluso después de haber estado en contacto con ella. Una forma de ordenar a mi cerebro de pensar que se ponga al mando es que se comunique con mi cerebro de sentir: «Cerebro de sentir, puede que sientas curiosidad por ver más imágenes malas, pero elijo usar mi cerebro de pensar para permanecer libre». Mi cerebro de pensar «me ayuda a tomar decisiones inteligentes» y «si lo ejercito, puedo fortalecerlo».

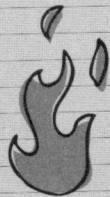

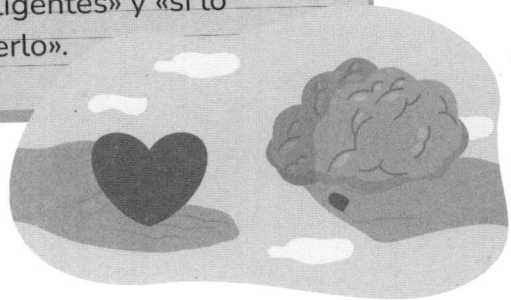

Antes de terminar este apartado de la pornografía, me gustaría darte un consejo: ¡No uses el consumo de pornografía para descansar! Recuerda que la pornografía nos descansa y puede ayudar a que te relajes, pero este tipo de conducta puede volverse dañina para ti si finalmente pierdes el control. Se puede convertir en un comportamiento adictivo, como pueden ser las drogas o el alcohol.

Por último, te animo a que tampoco utilices la pornografía para aprender de sexo. Te hago otro recordatorio: ¡El sexo que se proyecta en la pornografía es ciencia ficción! ¡No es real! ¡No es el sexo que te encontrarás cuando tengas tus primeras relaciones sexuales! ¡Hay que acudir a fuentes educativas seguras, como tu padre, madre, tutor/a o profesores!

Acabamos de describir una de las principales fuentes de educación sexual de los adolescentes. A continuación, hablaremos de una conducta relacionada con la sexualidad y que un porcentaje de los adolescentes realizan: el *sexting*.

El *sexting* no se utiliza tanto como fuente de educación sexual, sino que es una conducta sexual más o menos frecuente, que se puede realizar para tener la aprobación de otra persona y que tiene graves consecuencias. También me gustaría añadir que esta conducta se puede realizar como consecuencia de no tener una educación sexual por parte del personal de servicio, seguro y fiable.

¡PÍDELE A TU PADRE, MADRE O TUTOR/A QUE TE ACOMPAÑE EN ESTE CAMINO DE LA SEXUALIDAD!

¡LOS NECESITAS!

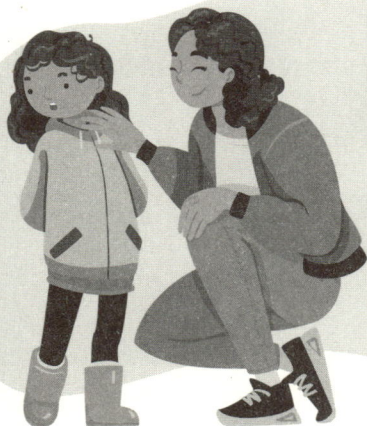

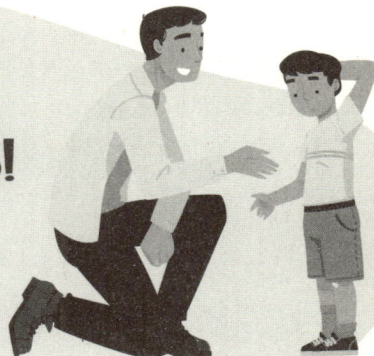

¿Sabes qué es el *sexting*?
El *sexting* es un intercambio de contenido sexual explícito, a través de textos, mensajes, fotos y vídeos, por medio de móviles, internet o redes sociales.

El joven se hace fotos desnudo o con poca ropa y se la envía a la persona que se la pide. Pero el *sexting* también es recibir contenido de este tipo. ¿Te ha pasado? ¿Alguna vez has recibido fotos o vídeos de algún adolescente con poca o nada de ropa?

En España, un 15 por ciento de los adolescentes ha sufrido o sufre las consecuencias de compartir su intimidad con alguien no merecedor de ello.

Además, otro dato curioso es que las mujeres practican más *sexting* que los chicos, porque muchas se sienten presionadas por ellos. A todas las chicas que lean este libro se lo digo: ¡Aprende a decir NO si te encuentras en esta situación! 1 de cada 10 adolescentes han presionado a sus parejas para que les manden fotos. Y esto conlleva un peligro...

Con esas fotos que se mandan, pueden ocurrir dos cosas:

Que quien las recibe las difunda entre otras personas y les llegue esa foto a muchos desconocidos. Con esta foto pueden hacerte mucho daño. Alguien a quien acabas de conocer, alguien a quien sueles ver, tu pareja o tu expareja.

Estas personas son las que suelen iniciar el reenvío de estos contenidos sensibles o sexuales. Además, con esas fotos pueden hacer *bullying* y *ciberbullying* en el entorno de la víctima, que sufrirá burlas, humillaciones, insultos...

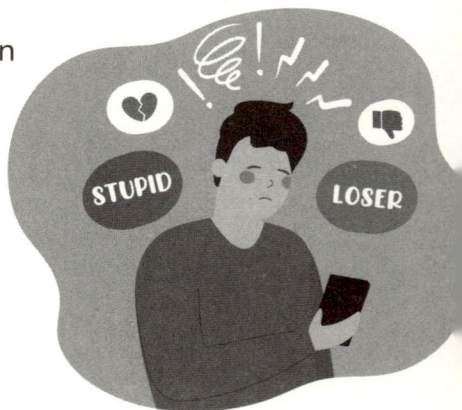

(2) Además, el contenido ya se queda en la nube de internet y es difícil que esa imagen desaparezca. Antes de subir o enviar vídeos, fotos o incluso mensajes con un contenido sensible, deberías pensar en la regla del 10: ¿Me sentiré orgulloso/a de esta foto cuando la vuelva a ver dentro de 10 horas, de 10 días o de 10 años?

A veces se llega a editar el contenido para hacerlo grotesco y que la burla sea mayor, y se divulga entre mucha gente, siendo una verdadera tortura para la víctima.

Para evitar que esto te ocurra, te aconsejo que tengas en cuenta lo siguiente cuando alguien te pida una foto privada:

HAY OTRAS FORMAS DE MOSTRARLE A ESA PERSONA QUE TE IMPORTA.

SI TE QUIEREN, QUE NO TE PRESIONEN.

PIENSA EN LAS CONSECUENCIAS.

REFLEXIONA SOBRE POR QUÉ NO LO HACES CARA A CARA.

VALORA SI REALMENTE QUIERES HACERLO.

CONSIDERA QUE TU FAMILIA, AMIGOS, VECINOS PODRÁN TENER ACCESO A ESE MATERIAL. EN INTERNET TODO QUEDA DISPONIBLE. ES DIFÍCIL BORRARLO UNA VEZ ESTÁ PUBLICADO.

¿Y qué pasa si ya he enviado una foto mía?

La vergüenza la debe tener quien te acosa, no tú.

Si en alguna ocasión has mandado alguna foto, **¡PIDE AYUDA!**
Avisa a algún adulto: madre, padre, tutor/a o profesor/a. Puede
que sientas vergüenza, pero no dudes en acudir a ellos, ¡intentarán
ayudarte! Lo más importante es ponerlo en
manos de la policía.

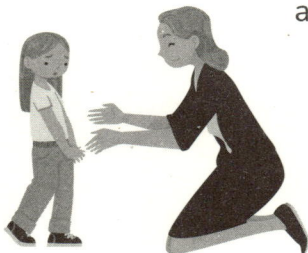

Aunque sea un proceso largo, se puede
intentar borrar esa foto de internet, y ellos
velarán por tu intimidad.

¡Algunas entidades y cuerpos policiales pueden ayudarte y
protegerte!

Si crees que te están acosando, es necesario que denuncies
cualquier tipo de acoso. **¡NO TENGAS MIEDO!** ¡Hazlo por ti!
Mantener este tipo de asuntos en secreto nunca es buena idea.
A la hora de denunciar, puede ser de ayuda que guardes pruebas,
aunque sean incómodas. Nunca borres las conversaciones.

¿Y qué pasa si he recibido contenido sexual de algún/una
desconocido/a, conocido/a, compañero/a o amigo/a? Si recibes una foto
o vídeo de otra persona: No lo compartas ni lo reenvíes. ¡Elimínalo!

Y denúncialo. Recuerda que el silencio te hace cómplice. ¡Como
hemos dicho antes, las autoridades pueden ayudarte!

Los riesgos más problemáticos del *sexting* son:

El *bullying* o *ciberbullying* que hemos comentado más arriba.

La **sextorsión**. Se trata de chantajear o amenazar con difundir material íntimo o explícito en las redes sociales con el fin de conseguir algo a cambio. Por lo general, la sextorsión se da cuando la víctima ya ha compartido antes este contenido con quien la extorsiona. El agresor puede pedir a la víctima que le siga mandando material de contenido sexual; y si no lo hace, la amenaza con difundir sus fotos por toda la red de contactos.

El *grooming*. Esta palabra en inglés hace referencia a un delito en el que algunos adultos se hacen pasar por menores, por chicos y chicas de tu edad. Contactan con jóvenes a través de las redes sociales y se hacen amigos de ellos. Cuando ya saben que se han ganado la confianza de los menores, comienzan a hablar de sexo con ellos, con el objetivo de pedirles fotos sexuales o incluso de quedar con ellos y hacerles daño. Tendemos a confiar mucho a través de las redes sociales, pensamos que toda la gente con quien hablamos es de fiar. Pero no es así... Hay personas que quieren hacer daño... Y te puedes llevar un susto.

¡Te animo a que no hables con desconocidos por las redes sociales! Y si alguna vez te ves envuelto/a en una conversación con alguien que no conoces, NUNCA compartas imágenes ni vídeos tuyos y, por supuesto, ¡no quedes nunca! ¡No sabes quién puede estar al otro lado de la pantalla!

Una de las consecuencias del *sexting* y estos comportamientos que acabo de describir es que puedes sentir tristeza y ansiedad.

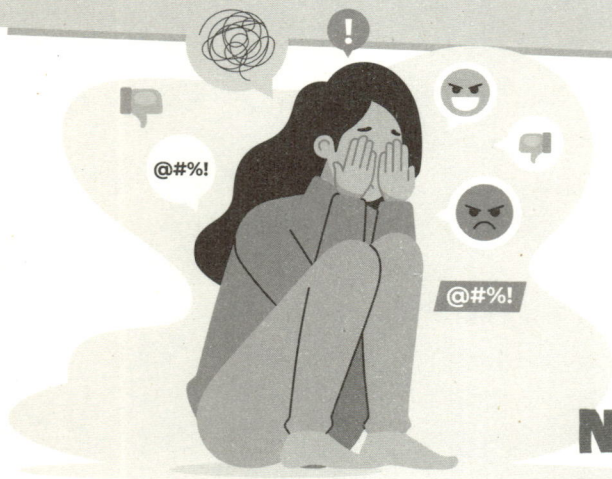

NO ESTAMOS HABLANDO DE TONTERÍAS.

El *sexting* puede suponer:

1. Un ataque a tu intimidad.

2. Ser víctima de delitos.

3. Sufrir **problemas** de salud mental.

4. Tener problemas con tus relaciones sociales, amigos, compañeros o familia.

5. Tener problemas en el colegio, ya sea con tus compañeros o por tu rendimiento académico.

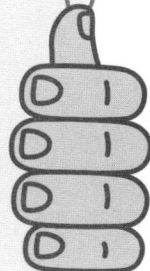

¿Qué debería hacer antes de enviar contenido
y arriesgarme a ser víctima?

1 Ser consciente antes de compartir...
   Recuerda la regla del 10.

2 Cuidar la privacidad.

3 Evitar compartir información
   personal.

4 Elegir bien a los contactos.

5 Evitar enviar contenido sexual,
   íntimo o sensible.

6 No reenviar el material íntimo que pueda llegar de otras personas.

7 Denunciar el acoso.

8 Intentar controlar el miedo y la presión.

9 Hablar con un adulto de confianza.

10 Ser fiel a uno mismo.

Para terminar este libro, me gustaría hacerte consciente de dos cosas:

La definición de «salud sexual» de la OMS, la Organización Mundial de la Salud.

Y los derechos sexuales que tienes y que es probable que desconozcas.

La salud sexual es el **estado general de bienestar físico, mental y social** y no de mera ausencia de enfermedad o dolencia, en todos los aspectos relacionados con el sistema reproductivo y sus funciones y procesos. Entraña, además, la capacidad de disfrutar de una vida sexual satisfactoria y sin riesgos, y de procrear, y la libertad para decidir hacerlo o no hacerlo, cuándo y con qué frecuencia.

¿Has entendido algo? Intentaré explicarlo. La salud sexual se trata de sentirse feliz, seguro y alegre en la vivencia de la propia sexualidad. Pero... ¿cómo sabemos que nos sentimos bien viviendo la sexualidad?

Porque nuestro cuerpo no sufre dolor, al contrario, nuestro cuerpo se siente bien, no se siente enfermo. Porque vivimos una buena salud mental, no sentimos tristeza, ni culpa, ni miedo ni vergüenza. Nos sentimos seguros/as y contentos/as.

Y, por último, vivimos un **bienestar** a nivel social; la sexualidad no nos aísla del resto de personas. Además, esta definición nos transmite que una persona goza de una buena salud sexual porque disfruta y no tiene conductas sexuales de riesgo. Es consciente de aquellas conductas saludables y que no ponen en riesgo su vida a nivel físico y mental.

Por último, la persona sexualmente sana sabe decir NO a esas propuestas de tipo sexual que mencionábamos (como ver pornografía o hacer *sexting*), porque es consciente del daño que le pueden causar esas conductas.

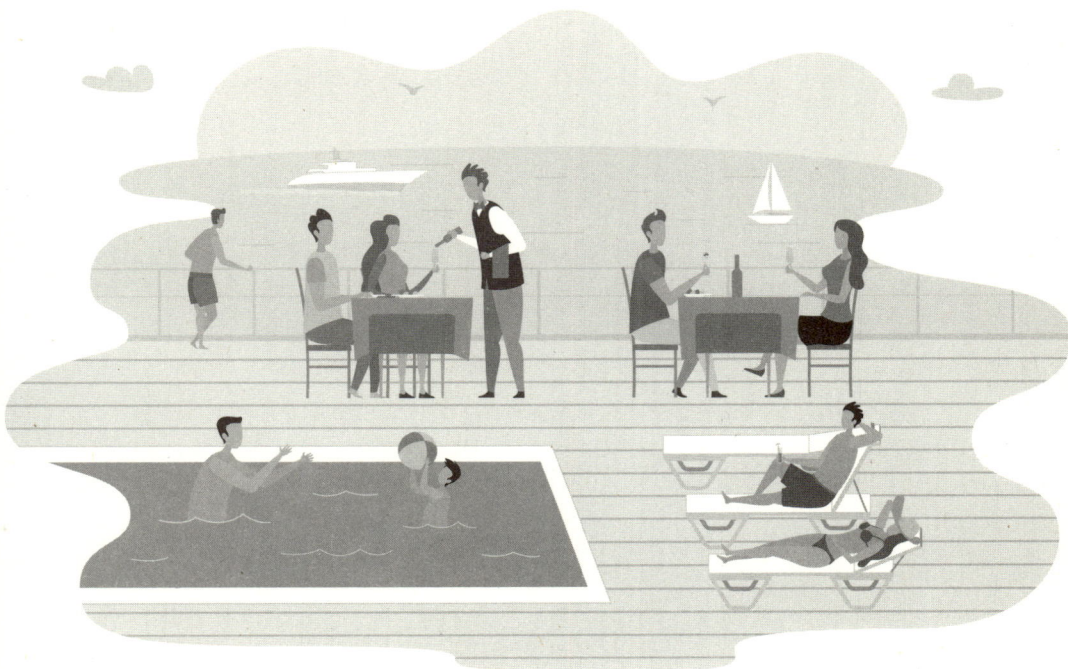

A continuación, te propongo estos *tips* sobre cómo tener una sexualidad sana y poder vivirla en el día a día, el objetivo es que cada uno trabaje en esa habilidad o fortaleza:

1. Valora tu propio cuerpo.

2. Busca información sobre tus inquietudes respecto a la sexualidad.

3. Interactúa con ambos sexos de una manera respetuosa y adecuada.

4. Expresa tu amor e intimidad de forma apropiada.

5. Establece y mantén relaciones significativas.

6. Evita toda relación basada en la explotación y la manipulación.

⑦ Toma decisiones con conocimiento de causa respecto a opciones de familia y estilos de vida.

⑧ Trabaja en destrezas sociales que mejoren las relaciones personales.

⑨ Sé responsable de tus propios actos.

⑩ Toma decisiones con determinación.

⑪ Comunícate de manera eficaz con tu familia, compañeros y pareja.

⑫ Disfruta y expresa tu sexualidad durante el transcurso de tu vida.

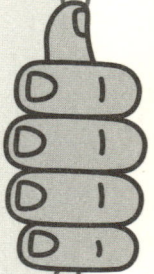

13 Expresa tu sexualidad.

14 Sé capaz de reconocer los comportamientos sexuales que realzan la vida y los que son perjudiciales para ti mismo/a o para los demás.

15 Expresa tu sexualidad a la vez que respetas los derechos de los demás.

16 Busca información nueva que te permita mejorar tu sexualidad.

17 Evita el abuso sexual.

18 Practica comportamientos que promuevan la salud, tales como reconocimientos médicos regulares e identifica si existen posibles problemas.

19 Muestra tolerancia hacia personas con diferentes valores y modos de vida sexuales.

20 Evalúa la repercusión de los mensajes familiares, culturales, religiosos, de los medios de comunicación y de la sociedad... en los pensamientos, sentimientos, valores y comportamientos personales relacionados con la sexualidad.

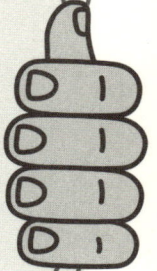

143

En cuanto a los **derechos** que tenemos todas las personas, te nombraré algunos que, como adolescente, es muy importante que conozcas:

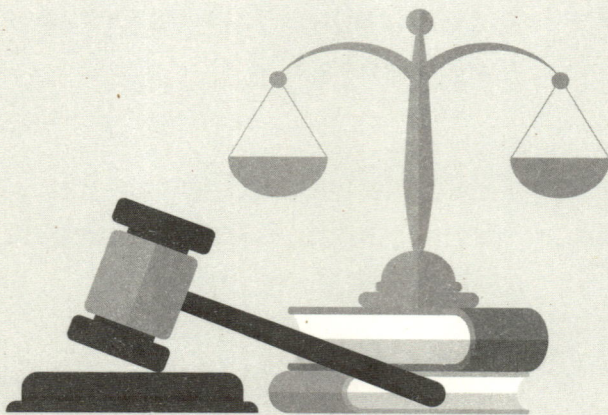

① **El derecho a la libertad sexual.** Eres libre de rechazar aquellas propuestas de tipo sexual que no deseas o con las que no te sientes seguro/a ni cómodo/a. ¡Puedes decir NO!

② **El derecho a la autonomía, integridad y seguridad sexuales del cuerpo.** Tienes la capacidad de tomar decisiones sobre tu propia vida sexual, dentro de tu ética personal y social. Siéntete libre de presiones e influencias de un grupo de amigos. ¡Sé tú mismo/a con libertad, con responsabilidad!

③ **El derecho a la privacidad sexual.** Tienes derecho a la intimidad y a que los otros cuiden esa parcela tuya tan propia y personal. ¡Tú eliges con quién compartir! Aquí entra el *sexting*. Reflexiona sobre las fotos que te haces, cómo te las haces, para qué y para quién.

④ **El derecho a la equidad sexual.** Todos/as somos iguales. Existe igualdad en el plano sexual, sin conductas discriminatorias.

5 **El derecho a la expresión sexual emocional.** Exprésate. Di SÍ, pero también puedes decir: «no quiero hacer eso», «no me siento cómoda», «me estás humillando», «me haces daño», «estás siendo violento/a».

6 **El derecho a la información basada en el conocimiento científico.** Pregunta. Acude a fuentes fiables, que a veces no son las más visitadas o las más publicitadas. Acude a esa persona de servicio que te guía con seguridad, ¡a los adultos que te rodean y que son de tu confianza!

7 **El derecho a la educación sexual integral.** Conversa sobre tus dudas sexuales. Te invitamos a que la pornografía no sea tu fuente de educación sexual. El sexo va más allá de las pantallas. Hablemos de abrazos, besos y caricias.

¡Vive una sexualidad sana, una sexualidad libre!

¡Una sexualidad que te **enriquezca** de forma positiva, dirigida a potenciar la comunicación, tu personalidad y el afecto!

¡DISFRUTA DEL VIAJE EN EL CRUCERO DE LA SEXUALIDAD! ¡DIVIÉRTETE!

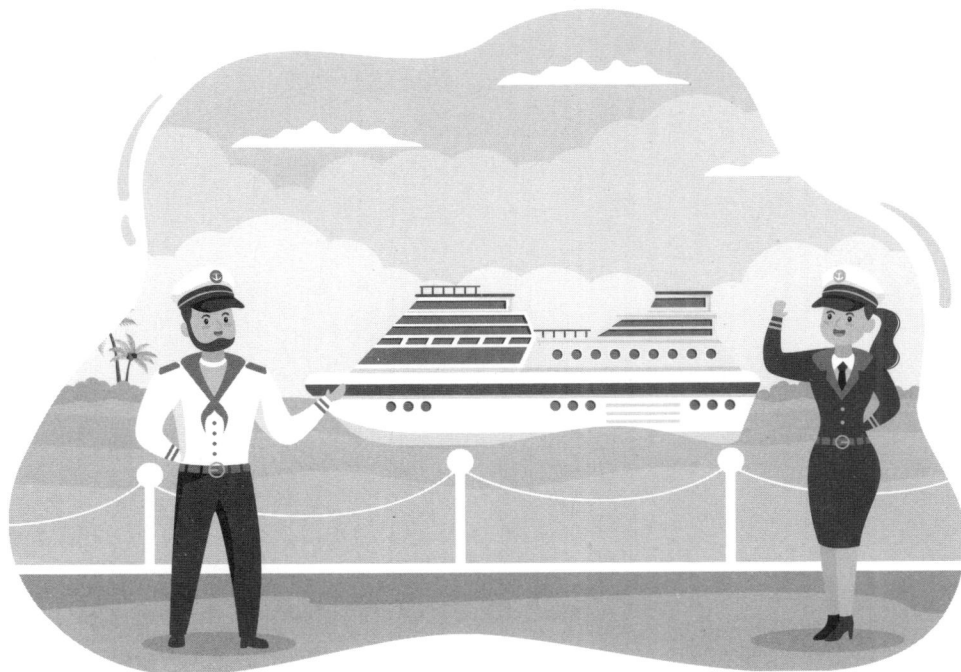